U0198666

The Tooth Transplantation Manual

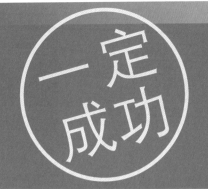

一定成功

自体牙移植
与再植技巧

（日）平井 友成 著

汤学华 侯 锐 朱 晔 译

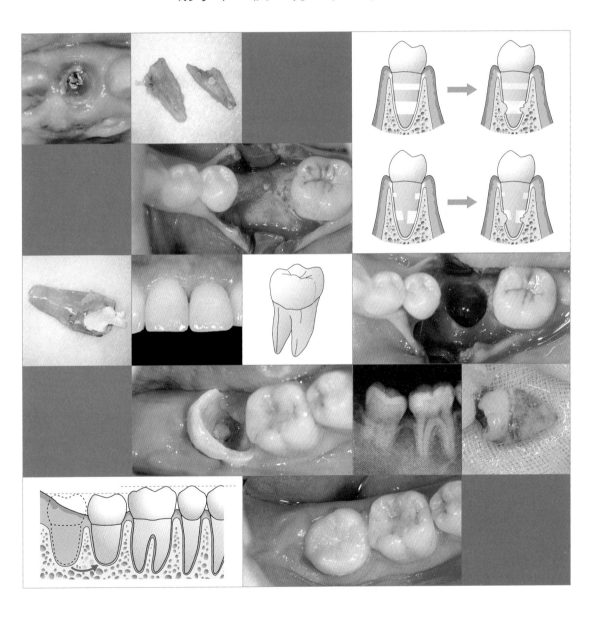

北方联合出版传媒（集团）股份有限公司

辽宁科学技术出版社

沈 阳

图文编辑

刘 菲 刘 娜 康 鹤 肖 艳 王静雅 纪凤薇 刘玉卿 张 浩 曹 勇 杨 洋

©2024，辽宁科学技术出版社。

著作权合同登记号：06-2023第30号。

图书在版编目（CIP）数据

自体牙移植与再植技巧 / （日）平井友成著；汤学华，
侯锐，朱晔译.—沈阳：辽宁科学技术出版社，2024.1

ISBN 978-7-5591-3303-8

Ⅰ.①自…　Ⅱ.①平…②汤…③侯…④朱…　Ⅲ.①种植
牙—口腔外科学　Ⅳ.①R782.12

中国国家版本馆CIP数据核字（2023）第197202号

出版发行：辽宁科学技术出版社
　　　　　（地址：沈阳市和平区十一纬路25号　邮编：110003）
印　刷　者：凸版艺彩（东莞）印刷有限公司
经　销　者：各地新华书店
幅面尺寸：210mm×285mm
印　　张：7
插　　页：4
字　　数：140千字
出版时间：2024年1月第1版
印刷时间：2024年1月第1次印刷
策划编辑：陈　刚
责任编辑：张丹婷　殷　欣
封面设计：袁　舒
版式设计：袁　舒
责任校对：李　霞

书　　号：ISBN 978-7-5591-3303-8
定　　价：198.00元

投稿热线：024-23280336
邮购热线：024-23280336
E-mail:cyclonechen@126.com
http://www.lnkj.com.cn

前言 Preface

在临床上向患者说明自体牙移植或者再植的时候，基本上所有的患者都会很惊讶地重复询问：真的有这样神奇的事情吗？即便当医生给患者完成了移植或再植手术后，患者还是会问：牙根会长好吗？在这个信息化的社会，任何事情都强调前因后果、逻辑依据，而自体牙的移植和再植却被认为是一种带有神秘色彩并且缺乏依据的治疗手段。

种植治疗问世的这半个多世纪以来，现在已作为一种结果预见性比较高的治疗方案广为人知。但是在此之前，种植治疗并未普及的时候，如果遵循正确的诊断治疗流程，自体牙移植和再植术作为一种治疗方案，我认为其疗效并不比种植治疗差。

对于已经无法进行根管治疗的牙齿，牙再植是一种有效的治疗方法。对于已经发生根折的牙齿，仍有部分口腔医生会选用再植的方法。对那些希望保留自己牙齿的患者来说，自体牙移植与再植技术在今后仍然会有十分重要的存在意义。

本书从基础知识开始，复习学生时代大家都已经掌握的牙体形成的相关知识。其中讲到的牙周膜，在牙移植和再植的临床操作中尤其关键。所以需要把这部分的内容再复习一遍。

接下来是关于临床实践操作的内容。对于初次接触移植的口腔医生，本书从最基础的技术开始论述，非常易于理解。对于有移植经验的口腔医生，本书阐述了术中和术后容易出现的问题以及对策。关于移植术与种植术的区别以及何种情况应该用怎样的方法的内容，可以作为参考。对于牙再植，难点在于能否完整拔出牙齿。因为之后的操作都可在直视下进行，所以该治疗方法的预知性很高。对于一些常规需要拔除的根折牙，使用粘接再植法可以达到延长牙齿使用年限的目的。从被称为"Crack"的部分根折到被称为"Fracture"的完全根折，本书介绍了粘接再植的方法，如果有机会请读者一定要尝试一下。

对于口腔医生来说，保留天然牙、恢复牙列形态与功能是最重要的目标之一，本书希望对此有所帮助。

平井 友成
2021年4月

致谢 Acknowledgments

首先感谢建议我这样的临床医生写书的日本精萃出版社的北峯康充社长。同时也感谢一直对本书出版鼎力相助的小野克弘先生与板井诚信先生。另外，还要衷心感谢提供照片的九州大学研究生院牙科学研究院口腔病理学科助教和田裕子先生，及给予原稿建议的九州大学研究生院牙科学研究院OBT研究中心自见英治郎教授、九州大学研究生院牙科学研究院口腔保健与功能解析学科重村宪德教授、九州大学医院口腔综合科和田尚久教授。JUC学习团体、九州临床再生牙科研究会及FPK各会员一直提供研究的场所，在此深表感谢。

最后，对一直支持着诊疗工作的本院工作人员，及提供自由工作环境的家属表示深深的感谢。

平井 友成

2021年4月

目录 CONTENTS

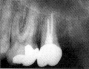

第二部分

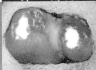

再植

附录

参考视频

第一部分

自体牙移植

第1章

自体牙移植与再植的基础知识

　　自体牙移植与再植是指将牙齿拔出后移植到其他部位或者再植回原来位置的操作过程。该治疗最需要注意的是尽量不要损伤牙根。具体来说就是：①不要折断牙根；②不要损伤牙周膜。

　　这其中最关键的组织就是牙周膜。本章论述了牙根的形成、牙周膜与牙骨质的解剖结构及功能，以及创伤愈合的过程，对于提高治疗成功率非常有帮助。

第一节　牙根的形成

　　相对而言，组织胚胎学更加晦涩难懂，而且在很多情况下无法直接指导临床治疗操作，但此部分理论知识有助于提高治疗的成功率。图1-1所示的内容与牙的发育有关。首先是牙胚形成期中的钟状期以及牙釉质、牙本质分化期的模式图。

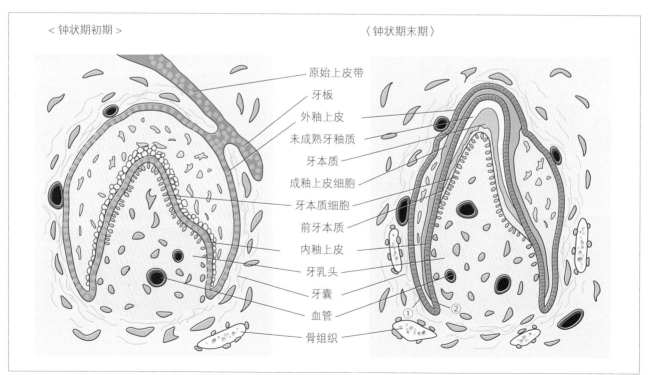

图1-1　牙胚的形成与牙囊。钟状期初期/末期，牙釉质、牙本质分化期的牙胚。①向根尖方向伸展的外釉上皮；②内釉上皮（参考图1-3）

＊引用并改编自饭村忠浩，江藤一洋. アトラス特別講座9　頭蓋顎顔面の分子発生学　歯の発生　その4　／歯周組織の発生と再生. the Quintessence 2000；19（9）：1725。

1. 牙囊形成的牙周组织

▶钟状期是呈现牙冠最终形态的时期。牙周膜、牙骨质和牙槽骨等牙周组织均来源于此。牙囊包裹牙胚的上皮部分以及内侧的牙乳头（后来成为牙髓），含有大量胶原蛋白。牙周膜源自牙囊，后文会详细阐述其演化。

2. 根部牙本质的形成

▶钟状期初期的组织切片已经可以明确区分牙囊和牙乳头。在这两者之间存在内釉上皮、外釉上皮，该上皮向根尖伸展，形成上皮根鞘（图1-2），上皮根鞘将包裹除根尖部以外的牙乳头。上皮根鞘的内层细胞启动了成牙本质细胞的分化，从而形成根部牙本质。而内釉上皮所接触的牙乳头细胞伴随着根部牙本质的完成，上皮根鞘被隔断，形成马拉瑟（Malassez）上皮剩余（图1-3）。

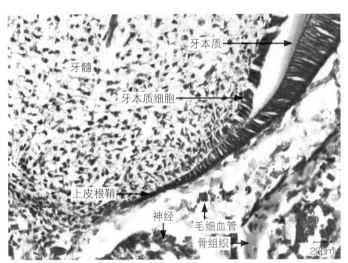

图1-2　上皮根鞘的形成（九州大学研究生院牙科学研究院口腔病理学科助教和田裕子先生提供照片）

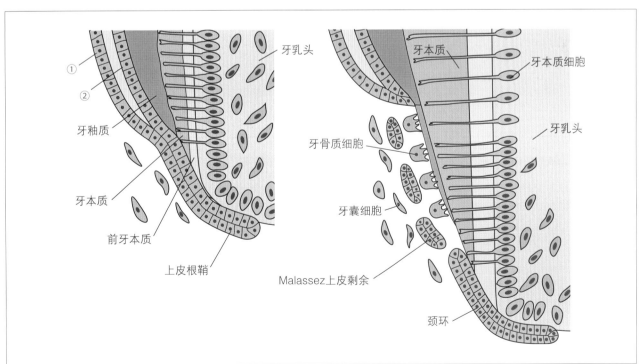

图1-3　牙根的形成：①外釉上皮；②内釉上皮
＊引用并改编自飯村忠浩，江藤一洋．アトラス特別講座9　頭蓋顎顔面の分子発生学　歯の発生　その4／歯周組織の発生と再生．the Quintessence 2000；19（9）：1726．

3. 牙骨质和牙周膜的形成

▶从隔断上皮根鞘间隙进入的来源于牙囊的细胞分化为成牙骨质细胞、纤维细胞及Malassez上皮剩余附着在根部牙本质表面，从而形成牙骨质和牙周膜。该机制至今尚未被完全解释清楚（图1-4）。

▶从上皮根鞘的内侧细胞分泌釉原蛋白，它是牙釉质基质的主要成分。釉原蛋白可以诱导牙囊细胞形成成牙骨质细胞和成纤维细胞。釉原蛋白是Emdogain®的主要成分。

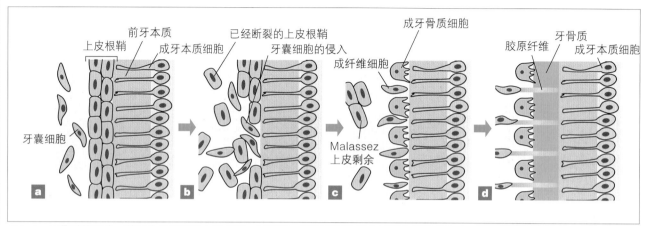

图1-4　牙骨质的形成。前牙本质相邻的上皮根鞘一旦断裂，牙囊来源的间充质细胞即行侵入（b）。牙本质表面的间充质细胞将分化为成牙骨质细胞和成纤维细胞（c）。成牙骨质细胞将形成牙骨质；成纤维细胞将形成胶原纤维（牙周膜纤维），该胶原纤维将被包埋于牙骨质中（d）

＊引用并改编自山本浩正．イラストで語るペリオのためのバイオロジー．東京：クインテッセンス出版，2002，p.251。

4. Malassez上皮剩余的临床意义

▶Malassez上皮剩余是动态存在的，有静止、变性、增生、分化等状态。也有学者称之为分裂。该上皮剩余与牙颈部周边的牙周袋形成和慢性边缘性牙周炎的牙槽骨吸收有关。根尖部的上皮剩余如果受到从根尖孔释放出的抗原物质刺激，会形成根尖囊肿的囊肿上皮。

▶Malassez上皮剩余也会缓慢地增生并形成类似于角化复层扁平上皮的构造。在比格犬的实验中，切断牙体牙周组织后，在切断部位可以见到牙周膜的再生，但未发现Malassez上皮剩余，不久后就发生了牙槽骨粘连。所以

可以得出结论，Malassez上皮剩余对于维持牙周膜的稳定性非常重要。对于移植再植治疗，保留牙周膜特别是Malassez上皮剩余具有非常重要的意义。

▶在临床的移植再植治疗中，由于术者在进行手术时无法确认Malassez上皮剩余的存在，所以为了保留Malassez上皮剩余，在治疗中尽量不要损伤牙周膜，保存牙周膜的完整性非常重要。而对于牙根未发育完成的牙齿，由于根尖部还有上皮根鞘存在，牙髓尚有再生的可能性，所以在治疗中需要特别注意不要损伤根尖部。

要点　**临床上的注意事项**

①在移植再植治疗中，保留牙周膜特别是Malassez上皮剩余非常关键。
②牙根未发育完成的年轻恒牙在根尖部有上皮根鞘的存在。
③移植牙根未发育完成的牙齿时需要注意不要损伤根尖部。

第二节　牙骨质与牙周膜的解剖结构及功能

本节详细阐述了发育完成牙的牙骨质、牙周膜及其周边组织结构。图1-5为牙根周围的大致解剖结构，图1-6为其扩大图。

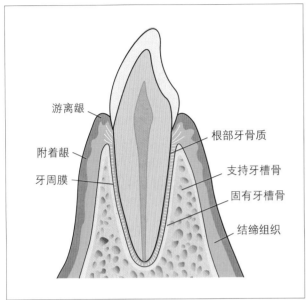

图1-5　牙根周围的解剖结构

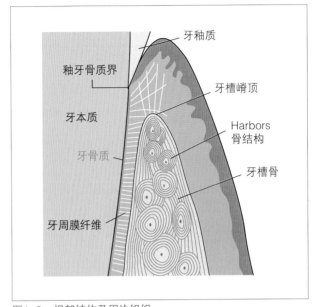

图1-6　根部结构及周边组织

1. 牙骨质

▶ 关于牙骨质的研究进展相对滞后，尚未研究透彻。其作用是将牙周膜纤维附着在牙齿表面以及修复牙根表面。牙骨质根据是否有细胞和纤维分为4种。

▶ 根据有无细胞存在，将牙骨质分为与牙结合相关的无细胞牙骨质和与牙齿移动及磨耗相关的细胞牙骨质。引导组织再生（GTR）术中新生的牙周组织主要是细胞牙骨质，釉基质蛋白（Emdogain®）诱导形成的主要是无细胞牙骨质。细胞牙骨质是牙齿萌出后形成的，而无细胞牙骨质则是伴随牙齿萌出的过程形成的。牙骨质中的纤维分为2种，一种是由成纤维细胞形成的外源纤维（Sharpey纤维）和成牙骨质细胞分泌的内源纤维（固

有纤维）。牙骨质的特性如表1-1及图1-7所示。

▶ Emdogain®与GTR手术相比，有利之处在于可以重新形成无细胞牙骨质，此牙骨质与已丧失的牙骨质结构相似。牙骨质与骨结构不同，其中没有神经血管的存在，也没有组织的吸收和增生。新生的牙骨质在牙根表面逐层沉积，其厚度向牙齿的根尖部有逐渐增加的趋势。

▶ 牙骨质在牙颈部的厚度为20～50μm，而由于咬合力的刺激，根尖部的厚度可以达到150～250μm。为了保持牙骨质稳定性，在牙骨质周围必须存在Malassez上皮剩余。

要点　临床上的注意事项

①牙骨质由于没有神经和血管的存在，没有吸收和增生，其厚度向牙齿的根尖部有逐渐增加的倾向。

②Malassez上皮剩余仅存在于牙骨质周围。

③对于牙根发育完成的牙齿，其根尖部存在较多的上皮剩余，尽量不要损伤。

表1-1 牙骨质的特性

种类	纤维的起源	分布	功能
无细胞无纤维牙骨质	无纤维	釉牙本质界	不明
无细胞外源纤维牙骨质	外源纤维（Sharpey纤维）	牙颈部1/3~1/2处	固定
有细胞内源纤维牙骨质	内源纤维（固有纤维）	根尖及根间部	改造，修复
有细胞混合沉积性牙骨质	内源及外源纤维	根尖1/2~2/3处	改造

＊引用并改编自Ten Cate 口腔組織学 第6版，2009，p.231。

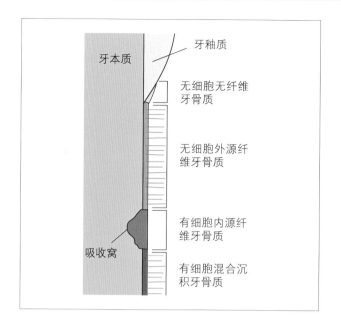

图1-7　牙骨质的图解
＊引用并改编自山本浩正．イラストで語るペリオのためのバイオロジー．東京：クインテッセンス出版，2002，p.253。

2. 牙周膜

▶ 牙周膜是覆盖在根部牙骨质与牙槽骨表面的结缔组织。其成分有胶原纤维（50%），成纤维细胞、未分化间充质细胞等细胞成分（35%），血管（10%），神经（1%），Malassez上皮剩余（1%）。厚度为150~380μm（平均250μm），在牙根中部位置的厚度最薄。

▶ 由于牙周膜较薄并且易于剥离，移植与再植的时候，需要特别注意不要损伤牙根中部。由于年龄增长会导致牙周膜的厚度减少，因此在移植中必须考虑年龄因素。而且，Malassez上皮剩余也随着年龄增长而减少，所以年龄较大的患者移植与再植的失败风险会增加。

▶ 牙周膜的功能不仅局限于促进其自身的新生，而且可以改善周围的组织功能。因此，保留牙周膜尤为重要。但临床上并不能百分之百地完全保留牙周膜。移植与再植中牙周膜丧失或损伤的牙齿可能会出现牙根吸收。牙根发生怎样的吸收取决于牙周膜是否有损伤和牙髓是否感染。

▶ 移植与再植是否成功的关键之一就是牙根是否吸收，对于该项指标，本书在p50"自体牙移植的预后及评价"中提及。

要点 临床上的注意事项

①牙根中部位置的牙周膜最薄。
②把持牙齿时要尽量保护牙根中部。
③随着年龄增长，移植与再植的失败风险会增加，成功率会下降。

第三节　创伤愈合

　　生命体受到伤害时具有恢复原状的功能。这种功能被称为创伤愈合。为了获得良好的愈合必须理解生命体的反应，并在此基础上进行恰当的处置与术后管理。创伤愈合的过程中有多种细胞的相互作用，包括分化、游走、增殖、形成细胞外的基质。而且需要一定的时间才能完成这个与机体再生非常相似的过程（图1-8）。

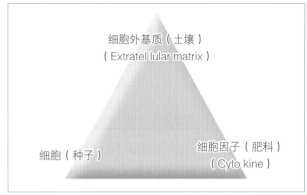

图1-8　创伤愈合3要素

1.牙周膜的再生功能

▶牙周膜有5个功能，如表1-2所示。其中的再生功能与移植再植治疗有非常密切的关系。移植再植治疗后，牙周膜细胞会分化成各种功能不同的细胞，可以改善牙槽骨的状态并促进牙周组织与牙齿的结合（图1-9）。在这个过程中仅仅有牙槽骨改建是不够的，出现固有牙槽骨（X线片中的硬骨板），并且有Sharpey纤维连接牙骨质与牙槽骨才是我们期望出现的（表1-3）。这一点与仅仅被牙槽骨覆盖的种植牙愈合过程不同。移植再植治疗中，为实现这一目标最重要的是充分保存凝血块。

▶Andreasen等人在动物实验中人为去除了牙周膜，观察牙周膜的损伤与牙根吸收的关系。结果是：如果去除4mm²的牙周膜，该部分可以被新生牙周膜和牙骨质所覆盖。如果超过9mm²则会产生牙根吸收。如果在宽度上损伤不超过2mm，即使是出现长度比较长的损伤，后来的愈合过程也是比较好的。也就是说，只要没有出现大范围的牙周膜损伤，术后即使出现牙根吸收，治疗预后效果也可能会比较好。

▶下野等人报道，离体牙上牙周膜的平均剩余量仅有55%。也就是说，在移植再植治疗中，想从一开始就完全保存牙周膜是基本不可能的。因此，临床上移植再植治疗能否有良好的结果还取决于牙周膜的再生能力。

▶Melcher等人的报告认为，当牙周膜细胞受到外界刺激时，它会产生6倍以上的再生能力。所以，不要忽视牙周膜的这种潜力。

表1-2　牙周膜的功能

・支持
・营养
・感觉
・维持组织的稳定性
・再生

表1-3　移植再植时产生固有牙槽骨的条件

・牙槽骨缺失部位有牙周膜存在
・骨缺损部位及牙根部位有牙槽骨包绕
・牙龈及其附属的结缔组织可以完全包绕牙及骨缺损部位

＊引用并改编自下地　勳. 歯根膜による再生治療　インプラントを考える前に. 東京：医歯薬出版，2009，p.104.

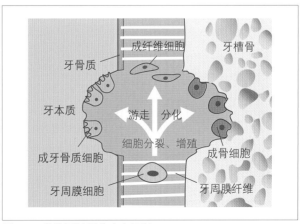

图1-9　移植再植后的愈合机制

＊引用并改编自下野正基，山村武夫. 歯周組織の再生. In：山村武夫（監修），下野正基，飯島国好（編集）. 治癒の病理. 東京：医歯薬出版，1988，p.78.

2. 自体牙移植的愈合过程（图1-10，表1-4）

（1）术后1~2天

▶ 牙周膜周围可见凝血块、纤维，这些组织是炎性细胞、未分化的间充质细胞及成纤维细胞的生存场所。白细胞出现后，创伤内的异物会被清除。

（2）术后3~5天

▶ 创口内可见出血、凝血块及渗出液。牙周膜内的未分化间充质细胞会增殖，血管开始新生，尚未见到神经的再生。

（3）术后1周

▶ 可见牙龈纤维的结合，牙周膜中大量的新生细胞及纤维增殖。未分化间充质细胞开始分化，组织中可见成骨细胞、成牙骨质细胞及成纤维细胞。

（4）术后2周

▶ 根尖部可见神经组织再生、成骨细胞诱导的骨新生细胞及成牙骨质细胞诱导的牙骨质形成。牙周膜也开始再生。该时期是创伤愈合阶段，仍需要继续对移植牙进行固定。

（5）术后3周

▶ Sharpey纤维、牙周膜纤维排列基本正常，血管的修复也接近完成。根部周围的神经组织尚未完全恢复，但牙颈部可以感知到咬合。

以上就是创伤愈合的机制。临床中需要了解这个机制并结合理论知识进行实际操作。细节在第3章、第4章中阐述。

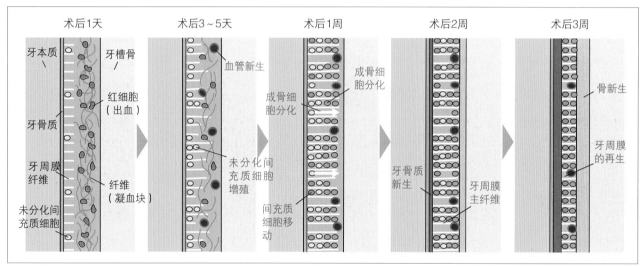

图1-10　自体牙移植术后创伤愈合的机制图
＊引用并改编自下野正基. 新編 治癒の病理 臨床の疑問に基礎が答える. 東京：医歯薬出版, 2011, p.306。

表1-4　自体牙移植的愈合过程

构成要素	愈合的特征	愈合的时期
细胞成分	成牙骨质细胞及Malassez上皮剩余存在于根方，主要在根方主导愈合	2~3周
纤维成分	从移植牙及拔牙窝双方伸展出纤维成分（如果是移植至无牙区的颌骨部位，则仅从移植牙侧伸展）	3~4周
血管	移植牙处及拔牙窝处均有血管新生	2~3周
神经	牙根处神经组织被吞噬，拔牙窝处从骨髓中有神经新生	4周后

＊引用并改编自井上　孝，高橋和人，前田健康，下地　勲.「座談会」自家歯牙移植の要／歯根膜の治癒像（the Quintessence 別冊／歯牙移植の臨床像），1996。

要点　临床上的注意事项

①为促进牙周膜再生，需要尽量保留凝血块。

②需要固定2周以上。

③需要3周以上才能承受咬合力。

参考文献

[1] Freeman E, Cate AR, Dickinson J . Development of a gomphosis by tooth germ implants in the parietal bone of the mouth.Archives of Oral Biology 1975 ; 20（2）: 139-140.

[2] Ten Cate AR, Mills C. Solomon G . The development of the periodontium.A transplantation and autoradiographic study. Anatomical Record 1971 ; 170（3）: 365-379.

[3] Antonio Nanci(編著), 川崎堅三(監訳). Ten Cate 口腔組織学 第6版. 東京：医歯薬出版, 2009；76-107.

[4] 吹譯景子. エンドのバイオロジー. 東京：クインテッセンス出版, 2020；33-41.

[5] 山本浩正. イラストで語るペリオのためのバイオロジー. 東京：クインテッセンス出版, 2002；248-261.

[6] Slavkin HC . Towards a cellular and molecular understanding of periodontics.Cementogenesis revisited.Journal of Periodontology 1976 ; 47（5）: 249-255.

[7] Gilhuus-Moe,O. and Kvam,E. . Behavior of the epithelial remnants of Malassez following experimental movement of rat molars. Acta Odontol.Scandinavica 1972 ; 30 : 139-149.

[8] Kvan,E. and Gilhuus-Moe,O . Uptake of H-thymidine by an epithelial rest in the periodontal membrane. A preliminary report. Acta Odontol. Scandinavica 1970 ; 28 : 143-146.

[9] Main,D.M.G . Odontogenic epithelial residues around rabbit mandibular cheek teeth. J.Dent.Res 1972 ; 51 : 841.

[10] 石川梧朗(監修). 歯原性嚢胞, 歯原性腫瘍. 口腔病理学, 改訂版. 東京：永末書店, 1989；371-386.

[11] Ten Cate A.R . The epithelial rests of Malassez and the genesis of the dental cyst. Oral.Surg 1972 ; 34 : 956-964.

[12] 井上 孝, 真坂たまみ, 榎谷保信, 橋本貞充, 下野正基. 歯根膜線維芽細胞とマラッセ上皮遺残由来上皮細胞の混合培養における細胞動態の研究. Jpn.J.Oral Biol 1995 ; 37 : 356-364.

[13] 井上 孝, 榎谷保信, 橋本貞充, 福増一浩, 下野正基. 創傷の治癒後の歯根膜の恒常性維持に関する研究. 特にマラッセの上皮遺残の影響. 歯基礎誌1995, 37 : 58-69.

[14] 月星光博. 自家歯牙移植 増補新版. 東京：クインテッセンス出版, 2014；19-70.

[15] Jones SJ . Cement. In : Osborn,JW (ed.) Dental anatomy and embryology. Blackwell Scientific, Boston ,1981.

[16] Schroeder HE . Gingiva. In : Handbook of microscopic anatomy,vol.5. The periodontium. Springer-Verlag, Heidelberg , 1986 ; 12. バイオロジー.

[17] Antonio Nanci(編著), 川崎堅三(監訳). Ten Cate 口腔組織学 第6版. 東京：医歯薬出版, 2009；224-252.

[18] Bowers GM, et al . Histologic evalution of new attachment apparatus formation in humans. Part Ⅲ . J Periodontol 1989 ; 60 : 683.

[19] Schupbach P, et al . Periodontal repair or regeneration : structures of different types of new attachment. J Periodont Res 1993 ; 28 : 281.

[20] Mellonig JT . Enamel matrix derivative for periodontal reconstructive surgery : technique and clinical and histologic case report. Int J Periodont Res Dent 1999 ; 19 : 9.

[21] Schroeder HE . Biological problems of regenerative cementogenesis: Synthesis and attachment of collagenous matrices on growing and established root surfaces. Int Rev Cytol 1992 ; 142 : 1.

[22] Pitaru S, et al . Cellular origins and differentiation control mechanisms during periodontal development and wound healing. J Periodont Rse 1994 ; 29 : 81.

[23] Zander HA and Hürzeler B . Continuous cementum apposition. J Dent Res 1958 ; 37 : 1035.

[24] Azaz B, et al . Correlation between age and thickness of cementum in impacted teeth. Oral Surg Oral Med Oral Pahtol 1974 ; 38 : 691.

[25] Jan Lindhe(編著) 岡本 浩(監訳). Lindhe 臨床歯周病学. 東京：医歯薬出版, 1986；1-47.

[26] 井上 孝, 竹田孝之：創傷の治癒―歯髄・歯根膜・歯槽骨・歯肉そしてインプラントを病態論から解明する―. 東京：医歯薬出版, 2013；69-82.

[27] Antonio Nanci(編著) 川崎堅三(監訳). Ten Cate 口腔組織学 第6版. 東京：医歯薬出版, 2009；1-47.

[28] 下地 勲. 歯根膜は固有歯槽骨をつくれるか. 歯界展望 1996；87（4）：787-833.

[29] Andreasen JO , Andreasen FM . Textbook and color atlas of traumatic injuries to the teeth, 3 rd ed. Munksgaard, Copenhagen, 1994 ; 388-398.

[30] 水上哲也, 堀之内康文, 平井友成ほか：基礎から臨床がわかる再生歯科 成功率と効果を高めるテクニックとバイオロジー. 東京：クインテッセンス出版, 2013；80-87.

[31] Melcher AH . Periodontal ligament (Bhaskar SN : Orban's oral histology and embryology. 10th ed). Mosby,St Louis, 1986 ; 198-231.

[32] 下地 勲. 歯根膜による再生治療 インプラントを考える前に. 東京：医歯薬出版, 2009；87-148.

[33] Andreasen JO, Kristerson L . The effect of limited drying or removal of the periodontal ligament, Periodontal healing after replantation of mature incisors in monky. Act Odont. Scand 1981 ; 39 : 1 -13.

[34] 下野正基, 井上 孝. 移植・再植における歯根膜の重要性. In：下野正基, 飯島国好(編). 治癒の病理 臨床編 第3巻, 歯の移植・再植. 東京：医歯薬出版, 1995；85-106.

[35] Gould TRL, Melcher AH, Brunette M. Location of Progenitor cells in periodontal ligament of mouse molar stimulated by wounding. Anat Rec 1977 ; 188 : 133-142.

[36] Gould TRL, Melcher AH, Brunette M. Migration and division of progenitor cell populations in periodontal ligament after wounding. J Periodont Res 1980 ; 15 : 20-42.

[37] 下野正基. 新編 治癒の病理 臨床の疑問に基礎が答える. 東京：医歯薬出版, 2011；306-307.

自体牙移植的检查、诊断、适应证

任何治疗都不是100%会成功的，但是规范的术前检查和准确的诊断可以提高手术成功率。诊疗过程中必须进行完整的问诊、检查并收集各种与病情相关的信息。也就是说，没有诊断就没有治疗。为了向患者提供最稳妥、最合适、最优质的治疗，本章将详细阐述自体牙移植术前的检查、诊断、适应证、如何提高成功率以及需要注意的事项等。

检查、诊断

自体牙移植的出发点是最大限度地利用自己的牙齿。虽然它是一种侵袭性很小的治疗方法，但仍然是有创外科手术，所以术前必须做各种相应的检查。

检查不仅仅指口腔局部检查，更重要的是全身状况的检查，还必须了解患者的生活环境、性格以及人格特征等。笔者平时也开展种植治疗，自体牙移植与牙种植手术一样都要考虑这方面的内容。

1. 人格特征（表2-1）

（1）理解度

▶对于牙缺失（包括已诊断为需要拔牙的情况）有各种不同的治疗方法，如果选择自体牙移植，向患者说明的内容需要比牙种植更为细致，而最重要的是获得患者的理解。移植一般不适用于高龄患者，而其余患者中大多数都尚未成年，所以获得这部分患者家长的理解显得尤为重要。

▶术前必须详细说明治疗的内容、外科损伤程度、预后等，并取得家长的同意。

（2）合作度

▶合作度对于治疗也非常重要。这是术后管理中需要重点关注的问题，关系到患者能否依从医嘱按时复诊。相较于种植牙，移植牙需要更加注意固定是否牢固，以及是否需要根管治疗，因此移植术后需要复诊的次数要比牙种植术多，对患者合作度的要求更高。

▶因此，制订手术计划时要注意日程不能过于紧张，还要考虑患者的工作繁忙度以及是否会搬家并造成复诊困难等。

（3）期待度

▶需要考虑患者对治疗效果的接受度。

表2-1　人格特征的注意事项

·理解度：治疗内容、外科损伤程度、治疗周期、预后等	·是否可以接受替代方案
	·预后不好时的接受度
·合作度：口腔卫生状况、复诊的频率等	·经济状况
	·精神状态
·期待度：患者所期待能达到的治疗效果	

▶自体牙移植的供牙多是磨牙，移植后更注重功能的改善，所以相对于重视审美要求的前牙，其治疗各有不同的侧重点。

（4）替代方案

▶需要说明并解释当手术未获得较好结果时，可以选择的替代方案，以及移植不成功时采用的修复方案。

（5）经济状况

▶有时候移植会产生高额的治疗费用，需要事先就经济问题与患者沟通。

（6）精神状态

▶当患者患有抑郁症等精神疾病以及精神状态不稳定时，应避免做该项手术治疗。

2. 全身状况

（1）基础疾病

▶ 术前必须对全身疾病进行问诊。高龄患者很少适合做自体牙移植，因此基本上不会遇到有常见基础疾病的患者。但无论是否做移植，初诊时必须了解患者的既往史，并且需要在术前再次确认以防遗漏。

▶ 需要了解的主要基础疾病，如表2-2所示。虽然这些疾病不是手术禁忌证，但是也要详细询问并做综合判断。如果有多种疾病，则需要特别注意。

▶ 曾在半年内发作的心脏病、脑病等或有相关手术史的患者，应避免做自体牙移植。

▶ 近些年，骨质疏松症患者服用的药物已经被公认是口腔手术的危险因素。关于此类药物的指导方针每年都在更新，需要医生掌握最新的信息，当有疑问时，就需要与其基础疾病的主治医师取得信息沟通。

（2）妊娠、服药情况、吸烟（表2-3）

▶ 孕妇一般需要延期手术。

▶ 术前需要确认患者的服药情况。

▶ 吸烟是许多口腔疾病的危险因素，吸烟者的口内情况恢复到与非吸烟者相同的状态需要11年以上的时间。

（3）当天的身体状况（表2-3）

▶ 手术当天需要确认患者身体是否正常，如果患者身体出现异常，则考虑延期手术。

3. 口内的局部状态

（1）菌斑控制情况、患龋风险、牙周情况

▶ 检查口内情况时需要确认牙缺失部位和缺牙原因，一般来说，龋病和牙周炎是造成拔牙的"罪魁祸首"，所以移植术前需要考虑是否先进行牙体牙髓病治疗或者牙周基本治疗（表2-4）。

▶ 以牙周基础治疗为主的治疗在移植前也要进行评估。

（2）咬合状态、颞下颌关节情况、有无偏侧咀嚼

▶ 对于因根折拔牙造成的缺牙，移植术后控制咬合力就尤为重要，这一点要患者在日常生活中自行注意，所以需要术前对患者进行充分说明。术前必须确认咬合情况和颞下颌关节情况。如果存在颞下颌关节不适等症状，则需要在术前进行改善。若开口度受到影响，很有可能会阻碍手术操作，影响预后。

（3）软组织情况

▶ 需要检查受牙区的软组织状况。情况较差的附着龈、口腔前庭、系带等软组织也会造成移植的失败，所以需要根据实际情况建议患者优先改善软组织状态。

表2-2　需要确认患者的基础疾病

- 缺血性心脏病、心脏瓣膜病
- 肝功能损害（肝炎等）
- 脑神经疾病
- 循环系统疾病
- 糖尿病
- 恶性肿瘤、血液疾病
- 高血压
- 抗血栓治疗的患者
- 肾衰竭（有/无透析）
- 过敏
- 呼吸系统疾病（哮喘）
- 自身免疫系统疾病（激素使用情况）
- 肺部疾病
- 贫血
- 骨质疏松症
- 精神疾病等

表2-3　检查是否有其他全身状态异常

- 妊娠
- 服药情况
- 吸烟
- 当天的身体状况（体温、咳嗽等）

表2-4　口内的局部状态

- 菌斑控制情况
- 患龋风险
- 牙周情况
- 咬合状态
- 颞下颌关节情况
- 有无偏侧咀嚼
- 开口度
- 软组织情况（附着龈、口腔前庭等）
- 与对颌牙之间的间隙
- 有无可以固定的邻牙

（4）与对颌牙之间的间隙、有无可以固定的邻牙

▶ 需要确认受牙区的颌间间隙及邻牙的状态等。

▶ 如果供牙移植后是孤立牙，则在受牙区只能采用缝合固定。

▶ 如果邻牙有牙周炎或根尖周疾病，则可能会影响到移植牙，术前需要予以治疗（图2-1a～j）。

病例2-1：在周边问题都解决后进行移植的病例（44岁，女性）

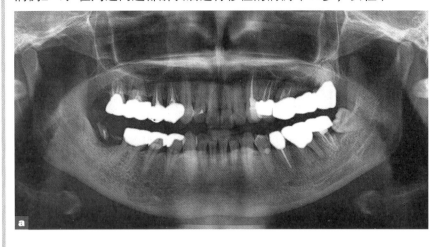

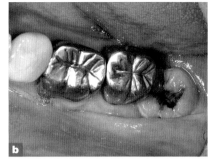

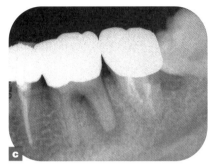

图2-1a～c 首诊时。a：⌐7被诊断需拔除，计划将⌐8向患牙处移植；b：口内照片；c：⌐6远中根周围X线片低密度影

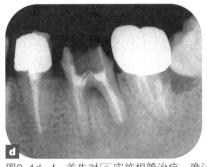

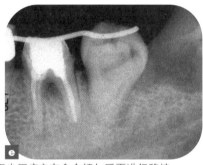

图2-1d～f 首先对⌐6实施根管治疗，确认根尖周病变有愈合倾向后再进行移植

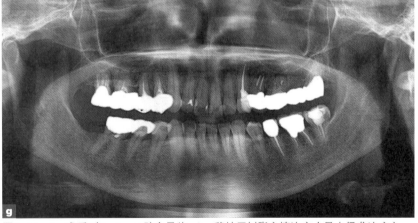

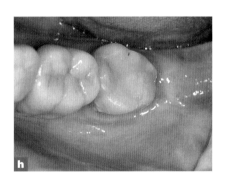

图2-1g，h 术后2年。g：口腔全景片；h：移植牙树脂充填治疗（最小侵袭治疗）

图2-1i，j i：刚移植后；j：移植6年后的状态。⌐6牙根周围状态稳定，移植牙也可正常发挥功能

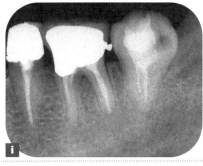

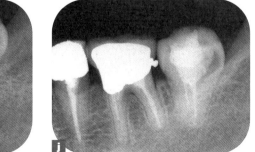

4. 局部（移植部位）情况

▶术前需要详细检查受牙区及供牙的情况，以判断两者是否匹配（图2-2）。

▶影像学检查时建议使用CBCT，笔者认为特别是向牙齿已经缺失超过一定时间的部位进行移植时必须进行CT检查。

5. 供牙的检查（表2-5）

（1）受牙区及供牙大小的检查

▶移植最重要的就是供牙大小与受牙区匹配。如果供牙过大无法放进受牙区的牙槽窝，那么治疗很难继续进行。反之如果供牙太小，在本章接下来的内容及第3章中将详细阐述治疗方法，该情况一般需要考虑另行修复治疗。

（2）剩余牙周膜量

▶需要检查是否可以在不损伤牙周膜的情况下进行拔牙。牙颈部余留的牙周膜量对愈合非常重要，所以尽量使用拔牙钳拔牙。

（3）牙根形态

▶牙根的理想形态为圆锥形，如果有牙根肥大、弯曲，拔牙时就可能损伤牙周膜，甚至根折，需要事先与患者充

6. 移植部位的诊断

（1）需要拔牙的情况（受牙区患牙尚未拔除的移植，同期移植）

①检查移植牙与受牙区牙槽窝的大小是否匹配

▶如果残余牙根与供牙牙根大致相等，则手术相对容易。

▶如果患牙比供牙大很多，建议等待拔牙窝进入创伤愈合期再行移植（二期移植）。当患牙有较大根尖周病变时，也建议进行二期移植。如果被判定为无法保留牙齿的牙根大幅超出牙槽骨时，拔牙时就需要加以注意（图2-3）。

②牙槽骨的宽度

▶需要检查牙槽骨的状态，特别是近远中、颊舌方向的牙槽骨宽度（表2-6）。

（2）不需要拔牙的情况（受牙区为无牙区域的移植）

▶需要检查受牙区的骨量、骨密度等，该情况下所需要的术前检查与牙种植术类似。由于移植不能像牙种植那样同期进行GBR手术，因此受牙区至少需要图2-4中A和B的骨量。

▶关于骨密度，这方面与牙种植的治疗方法类似，牙槽骨骨密度不同，预备牙槽窝的方法也不同，而且术后的固定时间也应考虑骨密度因素，因此需要进行仔细检查（图2-5）。

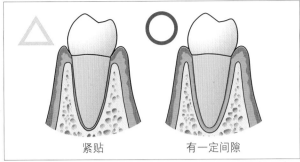

图2-2　移植部位评估。左图画三角形，牙根与牙槽窝紧贴，并不是理想情况。右图画圆形，牙根与牙槽窝之间有一定的间隙，比较理想。理想的受牙区：牙根周围有一定的间隙，且牙颈部被周围牙龈严密包绕（缝合）

表2-5　供牙的检查

- 检查受牙区和供牙的大小、形态
- 剩余牙周膜量
- 牙根形态（有无肥大、弯曲）
- 牙根长度
- 为根管治疗做准备

分沟通。

（4）牙根长度，为根管治疗做事前准备

▶供牙离体后需要记录牙根长度、牙根的三维形态，为后期根管治疗做准备。

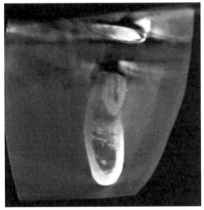

图2-3　牙根与牙槽骨的关系。像这种情况患牙牙根大幅度超出牙槽骨边缘线，在移植时需要注意不要造成骨缺损，或者要考虑其他方案

表2-6　受牙区牙槽窝的检查

- 检查评估、比较移植牙与其尺寸大小
- 有无根尖周病变（病变范围）
- 颊舌侧情况（图2-3）
- 颌骨的宽度（近远中、颊舌宽度）

▶对于上颌，需要检查牙槽窝底到上颌窦底的距离，而对于下颌，需要检查牙槽窝底到下颌神经管的距离，这也是牙种植治疗中的常规检查（表2-7）。

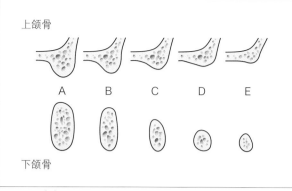

图2-4　残存牙槽骨的形态与分类（Lekholm与Zarb分类）
A：牙槽骨大部分残存。
B：牙槽骨中度吸收。
C：仅有残余牙槽骨。
D：颌骨有吸收。
E：颌骨重度吸收。

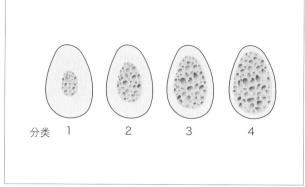

图2-5　骨密度的分类（Lekholm和Zarb分类）
分类1：颌骨大部分为皮质骨。
分类2：中心为密度较高的松质骨，周围为较厚的皮质骨。
分类3：较薄的皮质骨包裹中心密度较低但强度较好的松质骨。
分类4：较薄的皮质骨包裹中心密度很低的松质骨。

表2-7　受牙区的检查

- 骨量（与移植牙相比，近远中径及颊舌径）
- 骨密度（预备牙槽窝需参考）
- 牙槽窝底到上颌窦底的距离
- 牙槽窝底到下颌神经管的距离

手术适应证

　　首先要考虑患者的人格特征，然后检查其全身的健康状态，如果这些没有问题，按照前述的顺序进行口内检查（供牙和受牙区）。牙体缺失部位的修复方式如表2-8所示，需要考虑其他方法是否优于自体牙移植。特别是需要与牙种植进行比较，关于这方面在第7章中会详述。

表2-8　缺失部位处置

- 种植修复
- 固定桥
- 可摘局部义齿
- 正畸
- 自体牙移植

1. 适应证的选择

▶自体牙移植与牙种植相同，要先积累经验后才能处理难度较高的病例。刚开始可以处理什么样的病例呢，这一点会在下页中的要点中提到。

▶前文中也有所提及，牙槽骨的宽度与供牙的大小是否匹配，自体牙移植是否成功与供牙牙周膜是否受损关系最为密切。因此，需要选择拔牙时牙周膜损伤较少的牙根形态作为开始治疗的首选病例。

▶拔牙与移植同时完成的病例中，创伤愈合过程比较快，牙槽窝内有剩余的牙周膜，因此理论上的成功率比较高。而有一些意见认为即使是人工预备形成的牙槽窝，对移植的预后也没有影响。

▶最初开展的病例不要选择受牙区牙槽窝已经愈合的，从对医生技术要求的角度看，建议选择与拔牙同期移植比较好。

▶与牙种植相比，牙移植后软组织会附着更好，但由于其患龋风险较高，如果没有良好的后续管理，仍然存在需要拔除移植牙的可能性。

▶如第1章中所阐述的那样，由于涉及牙周膜的一些特性，所以病例最好选择40岁以下的患者。当然超过40岁也可移植，但最初开展时建议不接诊这类病例。

▶当供牙牙根未发育完成时，自体牙移植是一种非常有效的治疗方法。这类患者的术后管理需要积极、谨慎进行。所以，建议医生最好是实践过一些供牙牙根发育完成的移植手术后再去操作这类病例。

要点 比较良好（成功率比较高）的适应证

①供牙与受牙区牙槽窝的大小匹配。
②供牙的牙根形态为圆锥形。
③拔牙同期移植。

④患龋风险比较小。
⑤年轻人（最好在40岁以下）。
⑥牙根未发育完成牙的移植（最好是有些移植经验以后再做）。

适应证的实际操作

如图2-6a ~ f所示的自体牙移植典型适应证，建议初学者从这样的病例开始。

病例2-2：24岁，女性

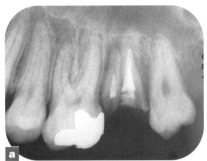
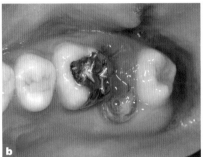
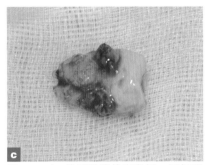

图2-6a，b　首诊时，⌊7 残根，不能保留。计划将 8⌋ 移植到 ⌊7 的位置

图2-6c　8⌋ 的牙周膜状态良好，牙根形态比较简单

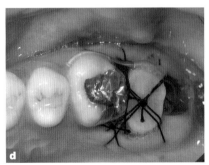
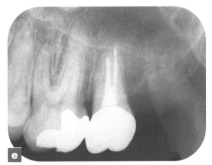
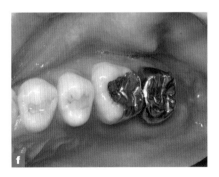

图2-6d　术后

图2-6e，f　术后半年，可见移植获得成功

参考文献

[1] 下川公一. 確実な診査・診断のために 2 診断にこだわる！！～診断としての機能を十分に満たすためのＸ線撮影～撮影テクニック～アナログの長所を最大限に活かそう～. the Quintessence 2005；24（2）：316-321.

[2] 公益社団法人日本口腔インプラント学会（編）. 口腔インプラント治療指針2016. 東京：医歯薬出版，2018.

[3] 増岡 隆，松森由希子，小島美樹，田中宗雄，雫石 聡. 喫煙者と非喫煙者の歯肉縁下温度の比較. 口腔衛生会誌 2001；51（2）：150-155.

[4] 小出 馨（編）. 臨床機能咬合学 咬合の 7 要素によるオクルージョンの臨床. 東京：医歯薬出版，2009；41-56.

[5] 下地 勲. 歯の移植・再植 これから始めるために. 東京：医歯薬出版，2016；65-80.

[6] 高橋 哲. インプラント治療の骨造成法 基礎知識と臨床テクニック. 東京：医学情報社，2010；8-21.

[7] 平井友成. シリーズ：その根拠はなんだ？歯牙移植＆インプラントの共存があたりまえの時代 ケースに応じた対応こそが患者満足につながる. the Quintessennce 2013；32（4）：101-113.

[8] Andreasen JO. Periodontal healing after replantation and auto-transplantation of incisors in monkeys. Int J Oral Surg 1981；10：54-61.

[9] 月星光博. 自家歯牙移植 増補新版. 東京：クインテッセンス出版，2014；019-070：249-268.

第3章

自体牙移植的临床实践①
自体牙移植时的治疗关键

前文阐述了自体牙移植的适应证、术前检查、诊断方面的理论以及基于此理论进行治疗的要点。本章将阐述实际操作方法。只要有切实的检查、诊断，并在此基础上掌握相应的理论基础和操作技能，就一定能提高治疗的成功率。

治疗前向患者介绍这种治疗方案并获得正确理解和接受，这非常重要。

治疗的过程

进行自体牙移植时，根据受牙区的状态及供牙的牙根发育程度可以有多种方案（表3-1），各种方案都有其对应的不同治疗流程（图3-1）。为了获得成功治疗，需要熟练掌握手术过程和全流程的处置细节。

表3-1　自体牙移植的方案（共计5种）

根据受牙区愈合情况进行分类
- 拔牙同期移植（即刻移植）
- 拔牙后过一段时间再移植（延期移植）
- 缺牙时间较长位置的移植（无牙区移植）

根据供牙牙根发育程度进行分类
- 牙根发育完成的移植
- 牙根未发育完成的移植

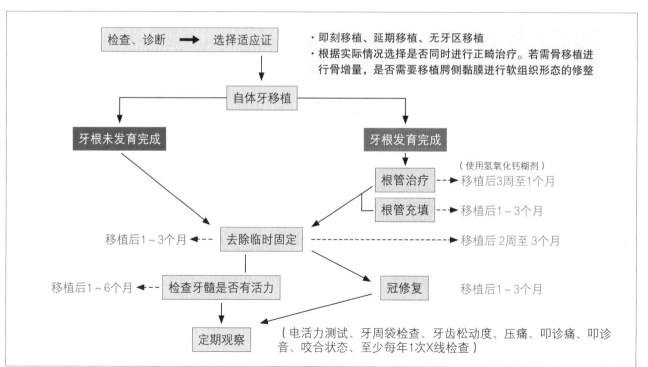

图3-1　治疗的流程
＊参考松沢祐介. 歯の移植の基礎知識. 口腔外科YEARBOOK 一般臨床家，口腔外科医のための口腔外科ハンドマニュアル'18別冊ザ・クインテッセンス，2018，p.63并作图。

要点 移植过程的注意事项

＜牙根发育完成＞

①移植手术

· 移植牙与受牙区牙槽窝（牙槽骨）之间需要有一定的间隙（图2-2）。

· 移植牙周围需要有紧密的牙龈封闭。

· 移植牙的固定（需要有一定的弹性）。

②根管治疗应采用氢氧化钙糊剂（术后3周）

· 根管充填（术后1~3个月）。

③去除临时固定（术后2周至3个月）

④冠修复（术后1~3个月）

＜牙根未发育完成＞

①移植手术

· 由于牙根会继续发育，根尖部位与牙槽骨之间需要较大的间隙。

· 移植牙周围有紧密的牙龈封闭（需要有效利用移植牙周围的软组织）。

· 移植牙的固定（牙根较短，因此固定预计需要较长时间）。

②待牙齿松动度基本稳定后再去除固定（1~3个月）

③牙髓活力测试要等待1~2个月后才有参考意义

④确定牙髓有活力后才能做冠修复（1~6个月后）

牙周膜的重要性

1. 尽量保护牙周膜不受损伤

▶第1章已经阐述过在移植中保护牙周膜的重要性。但实际操作中，拔牙时难免会造成一些牙周膜的损伤、剥落。但是，由于有与牙周膜的维持及新生相关的成牙骨质细胞及Malassez上皮剩余的存在，移植的成功率依旧比较高。由于操作中无法确认成牙骨质细胞、Malassez上皮剩余这些组织，在临床中为了保留牙周膜，只能尽量减少对牙根表面的触碰以及供牙离体时间。

【Q1】拔牙时如果发现移植牙附着的牙周膜较少怎么办？

▶牙周膜不足会引起牙根吸收。拔牙时必须认真观察牙根表面，如果有明显的牙周膜损伤，需要有相应的处理方法。

▶根据Andreasen的理论（图3-2），牙周膜损伤不超过2mm×2mm或损伤宽度小于2mm都可正常愈合，反之则预后较差。牙周膜损伤较大时我们采取的处理方法包括：

· 为了延缓成骨细胞沉积到牙根表面，可以少量磨削周围的牙槽骨（图3-3）。

· 也可以在牙周膜损伤部位涂抹Emdogain®，该药品含有Amerogen（为颈环内侧细胞分泌的一种蛋白质，图3-4）。

· 或者可以2种治疗方法同时进行，有助于提高手术的成功率。

要点 关于手术中的牙周膜损伤

＜Andreasen等人的动物实验＞

· 如果牙周膜损伤 4mm² 左右→牙根表面可以新生牙周膜及牙骨质。

· 如果牙周膜损伤大于9mm²→会出现牙根吸收。

· 如果损伤的宽度小于2mm，也都能愈合（时间较长）。

⇒ 相对于牙周膜损伤面积，更应重视牙周膜损伤宽度。

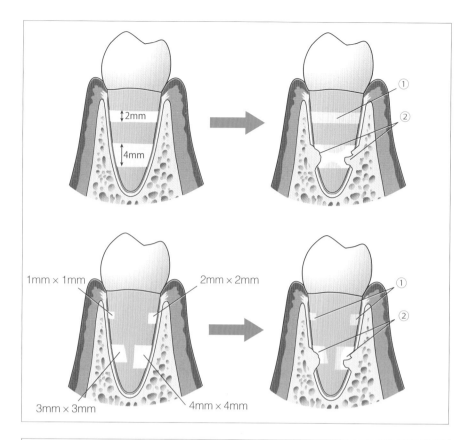

图3-2 根据Andreasen等人的动物实验。①牙周膜损伤的宽度在2mm的范围内可以通过新附着的方式修复，创伤愈合的可能性较高；②如果宽度达到3~4mm则可见牙根吸收

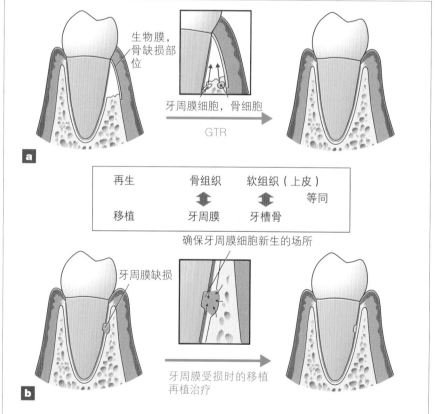

图3-3 牙周膜损伤时的愈合与引导组织再生（GTR）相似。a：放置可吸收的生物膜以阻碍或延迟牙龈上皮的生长，此时缺损部可见牙槽骨再生；b：为防止牙槽骨再生时新生骨很快到达牙齿表面，可以事先磨削牙周膜缺损部位的部分牙槽骨，这样可以使得骨生长发生于牙周膜新生之后，从而避免牙槽骨直接附着于牙根表面造成牙根吸收

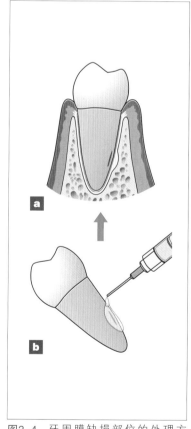

图3-4 牙周膜缺损部位的处理方法。a：切除部分牙周膜损伤部位周围的骨组织；b：在牙根表面及牙颈部牙周膜损伤部位涂抹Emdogain®

拔牙时的要点

1. 减少牙周膜的损伤

▶一般认为，牙周膜剩余量越多移植的效果越好。但移植成功的关键在于牙周膜的牙骨质一侧有成牙骨质细胞和Malassez上皮剩余存在，因此即使是牙根表面的牙周膜有一定程度的损伤，移植也不一定失败。

▶为了减少损伤，必须注意拔牙时动作轻柔、口外操作时也要注意保持牙齿直立等。还要注意将供牙植入受牙区

牙槽窝时不要用较大力量，以免压迫牙周膜。

· 拔牙时用钳子慢慢地摇动，轻轻地脱位。

· 术前要考虑到与对颌牙的咬合关系，必要时在拔牙前对供牙进行调殆，尽量减少在口外的操作。

· 牙齿植入移植窝时，不要压迫牙周膜。

【Q2】是否可以在拔牙前对供牙施加矫治力以使拔牙简单化？

▶为了防止拔牙时的牙根断裂，拔牙前可以在牙间隙中放入橡胶分牙环等，通过施加矫治力的方法来使供牙松动而易于拔出。单纯从拔牙的角度看这样做没有问题，但施加矫治力有可能会引起牙周膜变性。牙周膜变性会引起血管变性消失，从而导致牙周膜的再生能力降低。而且，如果术前先让牙齿松动，会使得原来在牙骨质一侧的成牙骨质细胞和Malassez上皮剩余离开牙骨质，迁移到牙周膜的中央部，甚至会从牙根表面剥离。

▶有研究表明离体牙上牙周膜平均剩余量仅有55%，即使这样移植也能成功，这是因为移植成功的关键取决于牙周膜的再生能力。所以，是否可以牺牲牙周膜的再生能力（牙周膜变性）以简化拔牙就成为争论的焦点。也就

是说，采用传统的拔牙方式会损失一部分牙周膜，但其质量并未降低，而如果事先给牙齿施加矫治力可以减少牙周膜的损失量，但其质量肯定会降低。一般认为，即使牙周膜减少，也应该尽量优先保证牙周膜的质量。只要牙根形态没有异常，推荐采用术前不施加矫治力的一般拔牙方式进行拔牙。特别是供牙位于上颌时，因为少有较硬的皮质骨，所以采用一般拔牙方式基本上不会出现断根问题。

▶对于牙根肥大、弯曲根、多根等情况，拔牙时易引起牙根折断，为了规避风险，笔者也会考虑事先使用矫治力。

---

2. 拔牙之前

▶通过CT和3D打印技术可以在术前明确判断供牙是否与受牙区牙槽窝相匹配。今后这样的方法应该会成为主流。

▶如果供牙有充填物或修复体，拔牙前应该去除。

▶如果受牙区的咬合间隙较小，并且咬合力较大时，应该先在口内调磨供牙或受牙区对颌牙。如果在口外进行调磨，夹持牙冠使其直立时难免会损伤牙周膜。牙冠调

磨过多会造成拔牙时拔牙钳夹持困难，并会造成后期修复体制作困难。因此，调磨量必须控制在所需的最小范围内。

▶术前清除牙石等。拔牙后要在口外确定牙冠表面是否有残留物，必要时进行根面刮治，刮治时注意不能损伤牙周膜。

【Q3】如果拔牙时发生供牙根折怎么办?

▶ 如果移植时发生牙根劈裂成2块的根折,可以采用下面的处理方法,或者放弃使用该牙(更换供牙),也可以改行种植牙治疗。

▶ 但如果折断部位并不大,可以进行该部位的封闭后移植。图3-5a~q中显示了使用超级粘接剂(Superbond®)进行折断部位封闭后移植。尽管该病例患者年龄较大,预后仍较好。

病例3-1:供牙牙根折断的病例(55岁,男性)

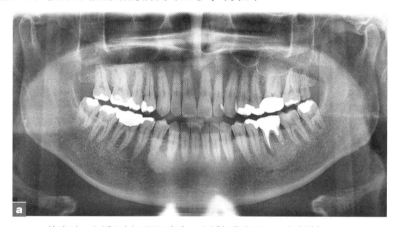
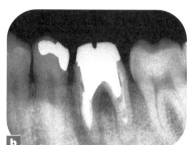
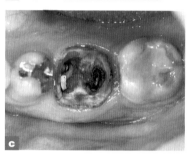

图3-5a~d　首诊时,主诉左侧下颌牙疼痛,主诉部位发生了牙根折断

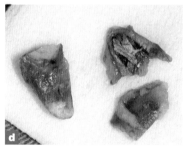
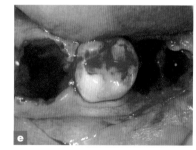
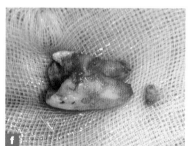
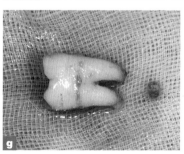
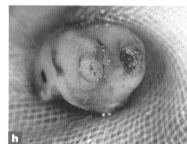
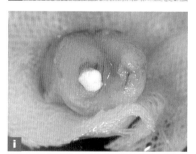
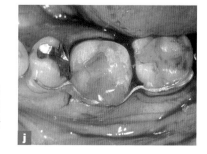
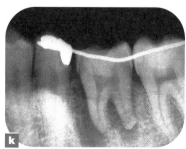

图3-5e~k 8 → 6 移植。拔出 8 时发生了根尖部的折断,使用 Superbond®封闭折断部位后才进行了移植

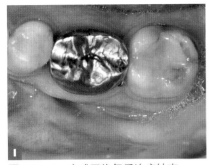
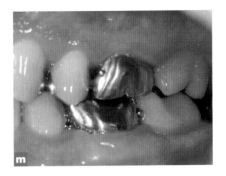
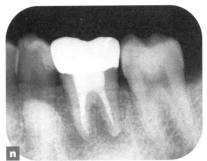

图3-5l ~ n 完成冠修复后治疗结束

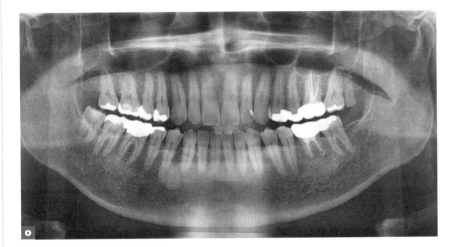

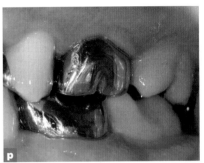

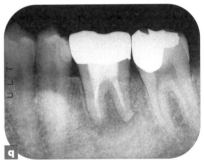

图3-5o ~ q o：术后3年7个月；p：术后4年；q：术后6年，牙齿可正常发挥功能

移植后的固定和根管治疗

1. 固定

▶坚强固定会造成牙根吸收，应尽量避免。移植术后可即刻缝线固定，术后4天后应使用钢丝与邻牙固定（图3-6）。

▶移植术后的固定一般在1个月左右去除。但可以根据牙齿的稳定性选择固定2周至3个月（图3-7）。

图3-6 简单的缝线固定法。缝合针必须通过附着龈刺入（仅穿过游离龈的缝合线并不稳定）。移植当日（缝合后）→第二天伤口消毒，检查→4天后钢丝固定
• 缝线穿过牙冠中央可固定移植牙。为避免松脱，可以使用Superbond®轻轻粘接。术后还要经常检查，因为缝线可能在数天内松脱。
• 如果担心缝线固定不够稳固，也可以在术后即刻加用钢丝进行固定。

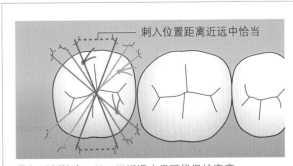

刺入位置距离近远中恰当

①颊舌侧较宽。②、③近远中尽可能保持宽度。

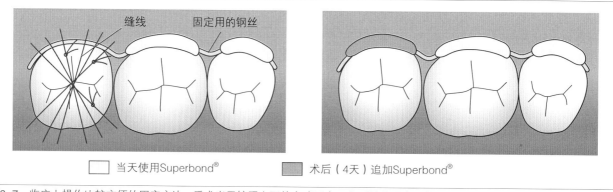

图3-7 临床上操作比较方便的固定方法。手术当天按照左图的方式固定，之后的处理会比较容易

2. 根管治疗

▶ 根管治疗通常在移植术后3周开始。根管治疗一般使用氢氧化钙糊剂。根据牙槽骨的愈合状态确定去除固定的时机，一般为1~3个月后，然后再施行根管充填。笔者在临床上基本都是去除固定后再进行根管充填。

▶ 如有必要则进行冠修复，修复后治疗即可告一段落。

【Q4】根管治疗的时机（是否建议在移植前治疗）？

▶ 除了牙根未完全发育的情况，自体牙移植基本上都需要根管治疗。术前还是术后进行根管治疗以及何时治疗均需要仔细考虑。

（1）活髓牙移植的情况

▶ 如果供牙为活髓牙，原则上需要在移植后3周左右进行根管治疗。移植前不进行根管治疗的理由如下：

① 移植前如果磨除了部分牙冠，拔牙时牙冠、牙根折断的可能性较高。

② Andreasen等人的猴子实验中，如果再植前进行根管充填，实验结果显示根尖周围易发生替代性吸收和表面吸收。

所以，不建议在移植前进行去髓和根管治疗。根据最近的统计学资料，相比移植前或移植中根管治疗，移植后的根管治疗存活率更高。

（2）死髓牙移植的情况

▶ 如果供牙为死髓牙，且有根尖周病变，应该在移植前根管治疗。

▶ 即便没有根尖周病变，笔者也认为应该在移植前进行完备的根管治疗。在移植时可以进行临时充填，该方法也可以确认牙根形态及根尖状态。

▶ 如果移植的是有根尖周病变的牙齿，且在移植前进行根管治疗比较困难时，可以在术中进行口外根尖切除术。对于张口较小的患者移植牙髓坏死的第三磨牙时，可以在移植后进行根管治疗。

（3）根管换药

▶ 根管换药时通常使用氢氧化钙糊剂。可以使用氢氧化钙粉末与精制水混合进行换药，也可以使用日本齿科药品株式会社或NEO制药工业株式会社生产的氢氧化钙成品。如果需要延长治疗时期，也可以使用NEO制药工业株式会社生产的Vitapex。

（4）根管充填的时机

▶ 一般认为**根管充填的时机在术后1~3个月**。笔者认为，在移植牙可以判定为成功后再进行根管充填比较合适。此时先去除固定，检查移植牙松动度，不松动就可以进行根管充填。**如果有松动或有牙根吸收的可能性，可等待3个月再进行根管填充。**根管填充时留有死腔可能会导致牙根吸收，所以根管需要紧密充填。

【Q5】如果根管治疗的过程不顺利怎么办？

▶ 根管治疗时需要牢记一句话：根管充填并不是牙髓内治疗的终点。治疗过程中的观察尤为重要。

▶ 根管再治疗的成功率并不高，只有60%～80%。但是，如果根管治疗的效果不尽人意，还是应该重新治疗。图3-8a～v中，根管充填后出现了上颌窦附近的窦道，前后共计进行了3次根管治疗及充填。

▶ 移植中使用的第三磨牙，一般都是单根（表3-2，表3-3），但根管形态比较复杂，根管治疗也比较困难。如果术前判断根管治疗比较困难时，也可以考虑移植术中进行根管逆向充填。

病例3-2：移植后根管治疗比较困难的病例（24岁，女性）

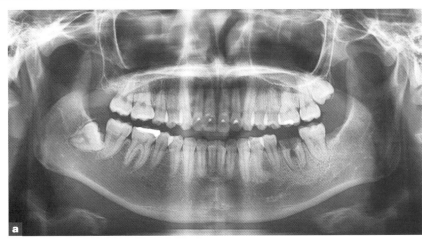

图3-8a　24岁，女性，初诊时 ⌐6 残根，⌐8 可作为供牙移植

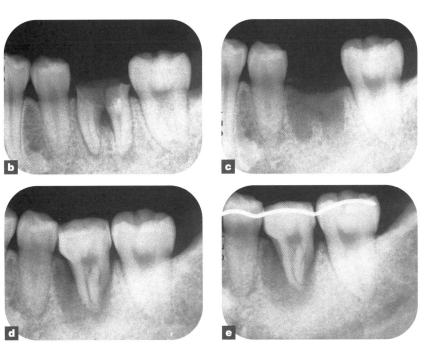

图3-8b～e　拔除 ⌐6，并移植 ⌐8

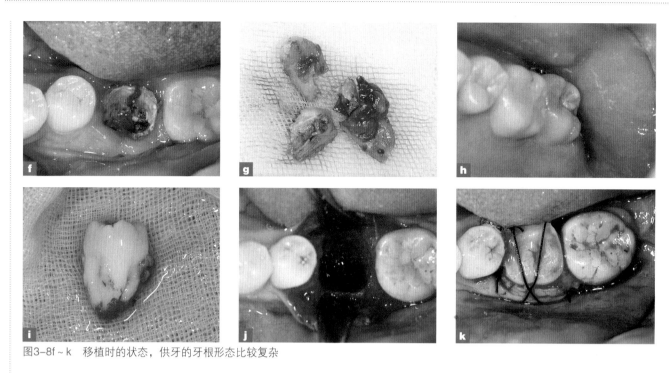

图3-8f~k　移植时的状态，供牙的牙根形态比较复杂

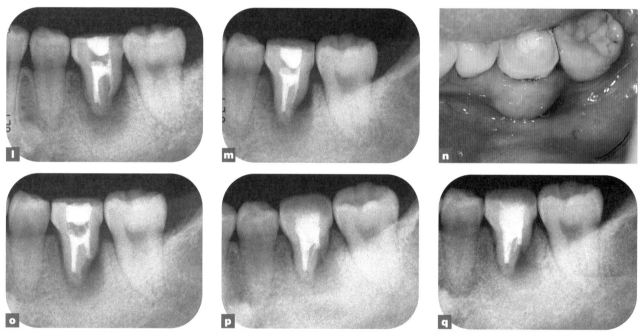

图3-8l~q　做过一次根管充填（l），但因为效果不良，进行了根管再治疗（o）。尽管有恢复趋势（p），但之后还是出现了根尖周X线阴影（q）

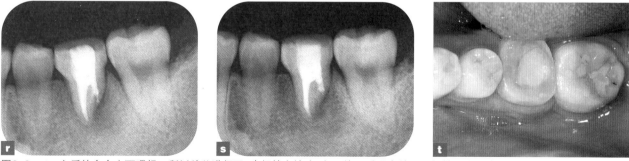

图3-8r~t　之后的愈合也不理想，所以总共进行了3次根管充填（s）。拔牙时观察并记录根管形态非常重要

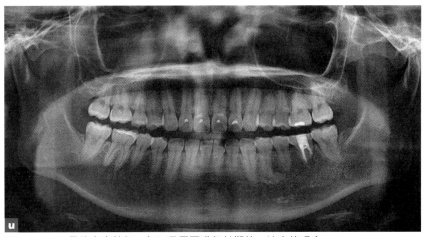
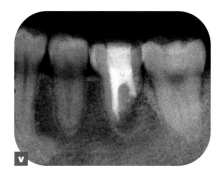

图3-8u，v　最终愈合较好，但还是需要进行长期的、认真的观察

表3-2　上颌磨牙的牙根数

	4根	3根	2根	1根
第一磨牙	0	100%	0	0
第二磨牙	1%	63%	20%	16%
第三磨牙	6%	18%	21%	55%

有2根并在根长3/4处融合的情况算作1根。

表3-3　下颌磨牙的牙根数

	3根	2根	1根
第一磨牙	20%	80%	0
第二磨牙	0	70%	30%
第三磨牙	11%	59%	30%

第三磨牙的根尖即使有部分融合的情况，只要外观可以明显区分出3根也作为3根计数。

*表3-2、表3-3引自藤田恒太郎（原著），桐野忠夫·山下靖雄（改訂）．歯の解剖学．東京：金原出版，1995。

参考文献

[1] 下川公一．歯科医院の発展とその心技体 - 失敗と成功の我が経験則 -．東京：グレードル出版，2016；047-055．

[2] 下地　勲．歯根膜による再生治療　インプラントを考える前に．東京：医歯薬出版，2009；87-148．

[3] Andreasen JO, Kristerson L. The effect of limited drying or removal of the periodontal ligament. Periodontal healing after replantation of mature incisors in monkeys. Acta Odont Scand 1981；39：1 -13.

[4] 高橋和人．歯の挺出時における歯根膜の血管網と歯槽骨の変化について（森　克栄編：一般臨床におけるエクストルージョンの現在）．東京：グノーシス出版，1987．

[5] 下野正基，井上孝．移植・再植における歯根膜の重要性．治癒の病理　臨床編第３巻．東京：医歯薬出版，1995．

[6] 下地　勲．歯の移植・再植　これから始めるために．東京：医歯薬出版，2016；235-243．

[7] Andreasen JO. The effect of pulp extirpation or root canal treatment on periodal healing after replantation of permanent incisors in monkeys. J Endodont 1981；6.

[8] Lin PY,Chiang YC,Hsu LY,Chang HJ,Chi LY.Endodontic considerations of survival rate for autotransplanted third molars：a nationwide population-based study.Int Endod J 2020；53(6)：733-741.

[9] 倉富　覚．ゼロから見直す根尖病変　基本手技・難症例へのアプローチ編．東京：医歯薬出版，2017．

[10] Sjögren U, et al. Factors affecting the long-term results of endodontic treatment. J Endod 1990；16(10)：498-504.

第4章

自体牙移植的临床实践②
自体牙移植时的手术流程

本章阐述了自体牙移植的手术流程，并以磨牙为例，解说了各类流程的手术方法。

拔牙后即刻移植——拔牙与移植同时进行

1. 即刻移植的特征

▶ 笔者认为，即刻移植是自体牙移植中最高效的方法。如果供牙牙体形态比患牙小很多，则需行延期移植。一般来说，拔牙同时进行移植对患者产生的影响较小。

▶ 自体牙移植术中最关键的是保存供牙的牙周膜。这决定了未来移植手术的成功与否。虽然拔牙后的牙槽窝内也附着有牙周膜，但是这些残留的牙周膜纤维对手术的成

功与否并无关系。

▶ 虽然不影响手术成功与否，但这些残留的牙周膜纤维有利于促进牙槽骨的愈合。也有学者认为，拔牙窝内存在的剩余牙周膜纤维有助于提高移植牙的存活率。

▶ 综上所述，笔者认为，考虑到手术简单易行等有利之处，拔牙与移植同时进行比较合理。

要点 受牙区患牙拔牙后同期移植（即刻移植）的优势

①只需进行一次外科手术。
②拔牙窝预备量极小。
③受牙区周围牙槽骨吸收较少。
④拔牙窝内剩余牙周膜纤维可能有利于早期愈合。

---

2. 即刻移植的流程及要点（图4-1a～r）

（1）检查
▶ 建议术前进行CT检查。
▶ 如果拔牙同期移植，而且供牙与患牙大小相近，可以不做CT检查。如果是牙齿缺失部位的移植，其手术基本等同种植牙手术，则必须进行CT检查。

（2）移植
▶ 移植再植治疗中最关键的就是供牙植入受牙区牙槽窝时不能用力过大。因为压力较大时，供牙的牙周膜会发生严重受损而导致牙根吸收。

▶ 植入的深度通常为供牙的釉牙骨质界在牙槽骨上方1mm，此时可以看到牙周膜。如果牙槽骨有吸收，则需要进行较深的植入。以后再将其稍稍牵出。植入深度要视牙槽骨的吸收程度而定，不可一概而论。

（3）固定
▶ 术后尽量避免坚强固定，以免引起牙根吸收（特别是替代性吸收）。一般术后的固定可以仅使用缝线固定，4天后可以用钢丝与邻牙进行较强的固定。

病例4-1：典型的即刻移植病例（49岁，男性）

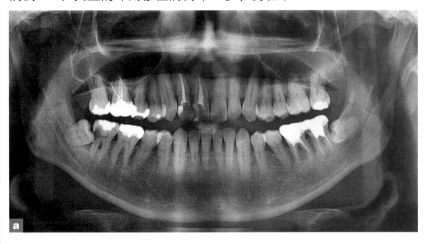

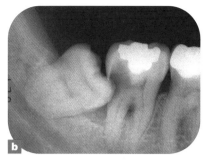

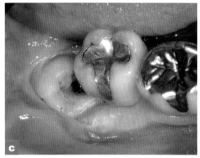

图4-1a～c 首诊时，可见 7| 龋坏深达牙髓，无法保留，拟将 8| 移植到该部位

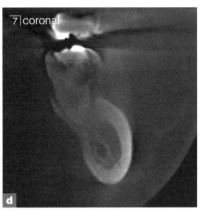

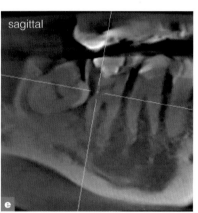

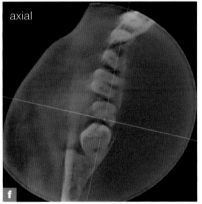

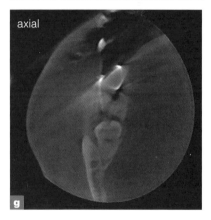

图4-1d～g CT影像。与种植手术一样，笔者一般都会建议患者做CT检查。特别是在牙缺失部位的移植术前必须做CT检查

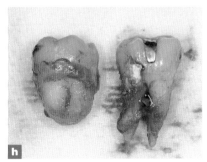

图4-1h 拔出的供牙牙根表面可见附着有牙周膜。将患牙与供牙放在一起可以比较两者的牙根大小和形态，作为预备受牙区牙槽窝的参考。为了便于后期根管治疗，也应该拍照记录牙根形态

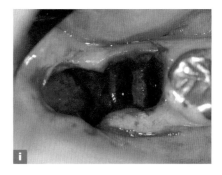
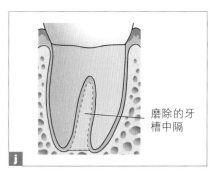

图4-1i，j 使用切削工具磨除牙槽中隔，将供牙植入受牙区牙槽窝后拍摄X线片进行确认

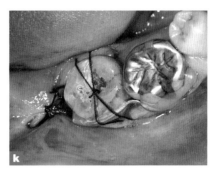
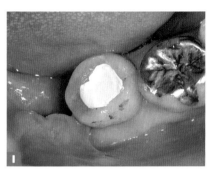

图4-1k 将移植牙周围的牙龈紧密缝合。此病例中供牙小，受牙区牙槽窝大，所以术后立即使用钢丝进行固定

图4-1l 术后3周左右开始根管治疗。待牙齿稳定后去除固定钢丝，此时为移植后2个月

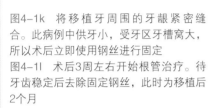

釉牙骨质界（CEJ）与牙槽嵴顶基本在同一水平线上

牙槽骨吸收

形成深牙周袋

替代性吸收

如果植入过深 这一点需要注意防范

图4-1m 植入的位置以釉牙骨质界在牙槽嵴顶上方1mm为参考。如果植入过深，易造成替代性骨吸收

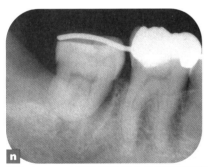
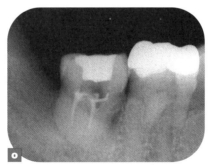
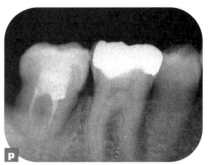

图4-1n～p X线片可见近中根周围低密度影逐渐改善。咬合面使用复合树脂充填修复。n：移植时；o：根管充填时；p：结束时

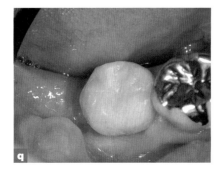
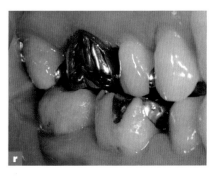

图4-1q，r 使用复合树脂进行修复，笔者认为该病例符合最小侵袭（MI）的理念

延期移植——拔牙愈合一段时间后移植

1. 延期移植的特征

▶自体牙移植原则上建议拔牙同期移植。但有些情况也建议拔牙后2~6周再进行移植，也就是所谓的延期移植。

▶如果供牙明显小于患牙，建议延期移植。

▶如果患牙有较严重的根尖周病变，并且影响拔牙窝愈合时，也可以选择延期移植以提高成功率。

▶延期移植的缺点在于，需要2次手术，增加患者负担。

拔牙后需要等待时间较长、牙槽骨会有吸收、受牙区的条件会变差等。

▶延期移植比即刻移植难度大，但比已经缺失牙很久的无牙区移植简单。

▶其他的手术方法均与即刻移植一致（图4-2a~y）。

要点 **延期移植的适应证（不适合进行即刻移植的情况）**

<不能保有的牙齿拔牙后建议经过一定的愈合期间再移植（延期移植）>
①供牙牙根明显小于受牙区牙槽窝。
②剩余的牙龈软组织瓣覆盖移植牙情况不理想。
③拔除的患牙有较大的根尖周病变。

病例4-2：延期移植病例（39岁，女性）

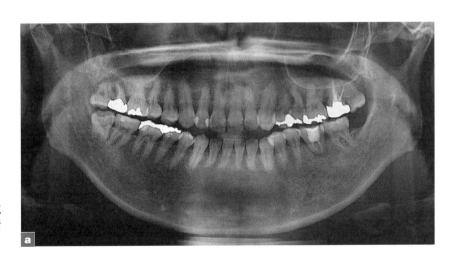

图4-2a 首诊时，已在其他医院完成8̅→6̅移植。此次希望进行右侧上颌后牙的移植

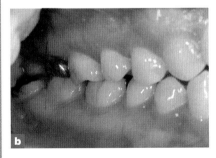
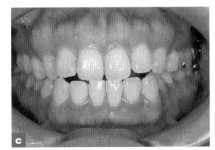
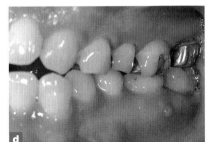
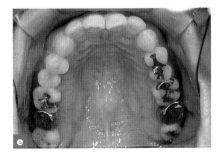
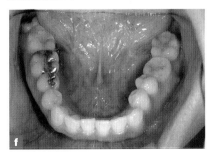

图4-2b~f 前牙开𬌗，并且疑似有磨牙症。牙周组织无异常

图4-2g~j ⌐7诊断为无法保留（j）。拟用8⌐移植替代⌐7。拔除⌐7后做根尖搔刮时，发现因根尖周病变造成的骨缺损比预想更大。而且搔刮造成了牙槽窝与上颌窦穿通，为防止出现继发问题，停止了同期移植供牙

图4-2k~p 延迟1个月以后进行移植。为了比较清晰地了解牙槽骨的状态，翻瓣时需要略超出牙槽嵴顶，暴露牙槽窝后移植，并使用缝线固定。
p：使用钢丝和Superbond®将移植牙与⌐65进行固定

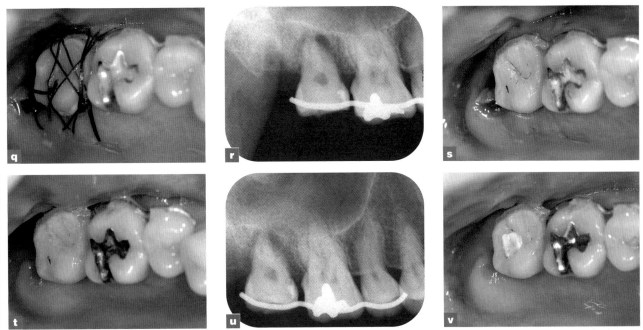

图4-2q~v 固定1个月后。q，r：术后；s：术后3天。拆线后，仍用钢丝将移植牙与 <u>6 5</u> 进行固定。t：术后2周；u：术后3周；v：术后1个月

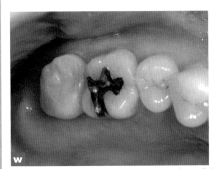
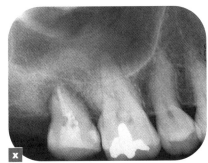
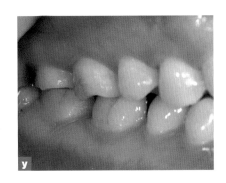

图4-2w~y 6个月后，移植牙稳定后进行根管治疗，并用复合树脂进行修复

无牙区移植——在长期缺牙的位置进行移植

1. 无牙区移植的流程及要点（图4-3a~o）

▶无牙区部位进行移植与种植治疗类似。

（1）检查
▶如前文所述，术前需要对受牙区及供牙进行CT检查。

（2）切开，翻瓣
▶在无牙区中央或稍偏舌侧进行切开，做全层黏骨膜瓣翻瓣，至牙槽嵴顶。

（3）预备受牙区牙槽窝
▶与种植治疗相比，移植术中的牙槽骨磨除量会更多，刚开始不熟练时可能会比较耗费时间，移植的病例数较多后应该可以缩短预备时间。
▶预备牙槽窝时，必须使用生理盐水进行冷却。
▶与即刻移植一样，移植前需要试一下供牙是否与受牙区牙槽窝匹配。
▶不要切除多余的牙龈瓣组织，必要时可以做根尖侧的瓣转移以增加口腔前庭。

（4）固定
▶最后进行移植牙固定。手术结束。

> **要点** **无牙区移植的注意事项**
>
> ①术前必须进行CT检查。
>
> ②应先进行供牙的拔出（若拔牙时出现无法继续手术的情况，则不预备受牙区牙槽窝）。
>
> ③预备受牙区牙槽窝时，应尽量将供牙置于拔牙窝内保存（如果是多根牙或弯曲牙根等情况，不能硬将供牙塞入受牙区牙槽窝，牙周膜受力过大时可能会出现损伤）。
>
> ④翻瓣时应越过牙槽嵴顶。
>
> ⑤预备受牙区牙槽窝时会比种植治疗磨除更多的牙槽骨，应多积累病例以熟练操作，而不要做过多的磨除。
>
> ⑥如果有多余的牙龈组织，应做根尖侧的瓣膜转移，不必将其切除。

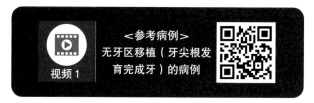

<视频1> <参考病例> 无牙区移植（牙尖根发育完成牙）的病例

病例4-3：典型的无牙区移植（21岁，女性）

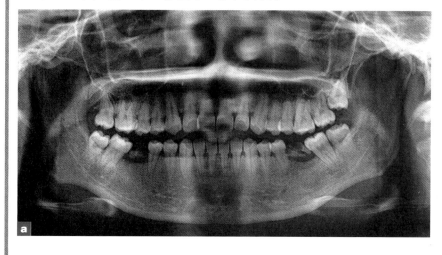

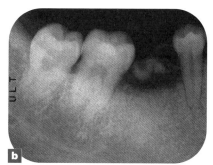

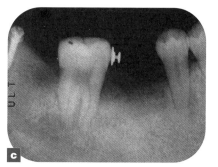

图4-3a~c 6̄、6̄皆为残根，行拔牙及移植。8̄、8̄及8̲均存在（a）。拔出8̄6̄后，对7̄行矫正使其直立（b，c）

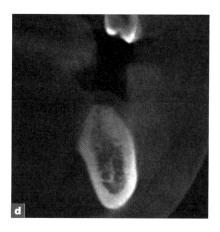

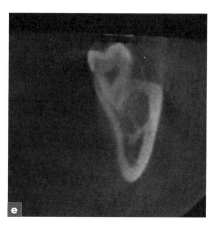

图4-3d，e CT影像。对于无牙区进行行CT检查。d：6̄的状态。e：8̄的状态

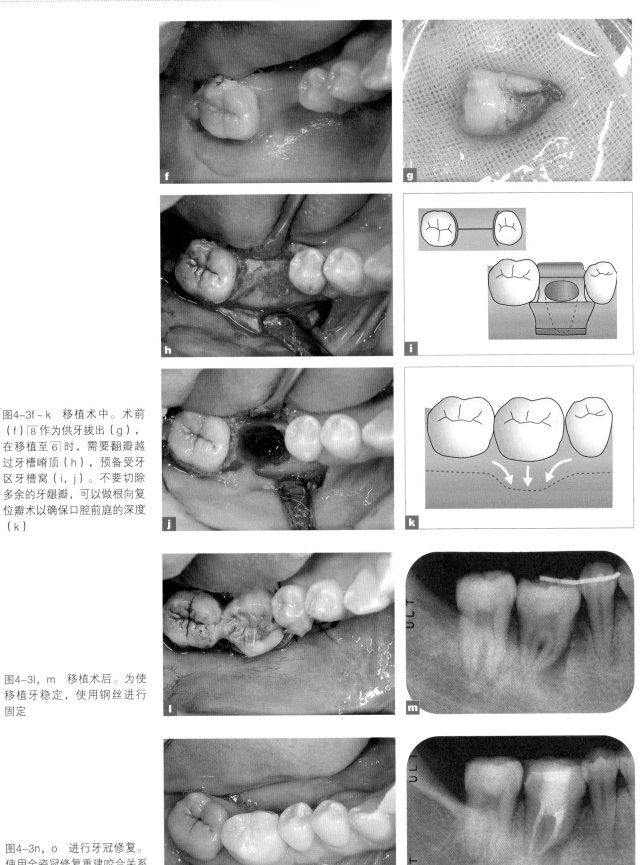

图4-3f~k 移植术中。术前
（f）8作为供牙拔出（g），
在移植至6时，需要翻瓣越
过牙槽嵴顶（h），预备受牙
区牙槽窝（i，j）。不要切除
多余的牙龈瓣，可以做根向复
位瓣术以确保口腔前庭的深度
（k）

图4-3l，m 移植术后。为使
移植牙稳定，使用钢丝进行
固定

图4-3n，o 进行牙冠修复。
使用全瓷冠修复重建咬合关系
（全部治疗流程可参考病例
6-2）

【Q1】先拔出供牙还是先预备受牙区牙槽窝？

▶ 在上一章的中已经有所涉及，即刻移植术中拔牙和移植同时进行，应该按照"拔除无法保存的牙齿→供牙拔出→预备受牙区牙槽窝"的顺序进行手术。在无牙区的移植术中，如果先预备受牙区牙槽窝，万一发现拔出的供牙无法使用，会出现牙槽骨被白白磨除的现象。而且，如果先拔出供牙，可以确认牙根形态后再预备与之相应匹配的受牙区牙槽窝。

▶ 但如果术前能确保完整拔出供牙，而预备受牙区牙槽窝需要花费较多时间的情况下，也可以先进行一定程度的受牙区牙槽窝预备，然后再拔出供牙。

▶ 而对于延期移植的情况，笔者一般会先将受牙区的牙龈翻开，确认愈合情况后再拔出供牙。这样操作未伤及牙槽骨，可以将损伤降到最低。而且，如果发现受牙区愈合不良暂时不能进行移植时，供牙也可以保留。但如果术前可以判定受牙区的愈合完全没有问题时，也可以先行拔出供牙。

【Q2】关于受牙区牙槽窝的预备量？

▶ 供牙牙根与受牙区牙槽窝的形态应基本上接近。但如果其形态完全一致而使得牙根与牙槽骨直接接触，则有可能对牙周膜产生损伤，并引起替代性的牙根吸收。

▶ 为避免牙根吸收，需要保留牙周膜新生的空间。因此，确保牙根表面与牙槽骨之间有一定的间隙是非常必要的。也就是说，**牙根与牙槽骨之间有一定间隙而并不直接接触**有助于移植的成功。而作为手术区域与外界口腔的交界处牙颈部周围则需要牙龈黏膜对牙齿完全密合的封闭（图2-1）。

▶ 而如果供牙牙根与牙槽骨之间的空间过大，牙齿在移植后到发挥功能所需的时间会更长（图4-4a～m）。相应的，固定时间也会比通常情况更久，甚至会需要几个月。但即使是这样，也比受牙区牙槽窝与供牙牙根刚好一致情况的预后更好。

病例4-4：供牙周围牙槽骨较少的病例（34岁，男性）

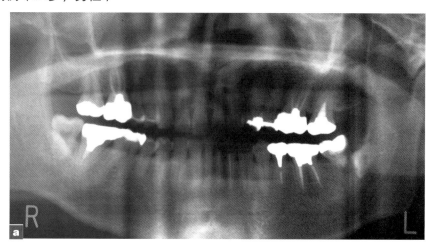

图4-4a　首诊时，左侧下颌磨牙区不适

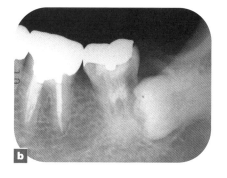

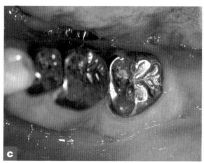

图4-4b，c　⟨8 阻生导致⟨7 远中牙根吸收

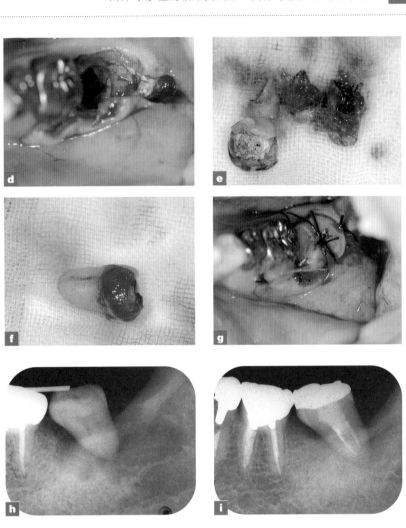

图4-4d~g ⌐7 拔出后（e），磨除牙槽骨时注意不要损伤⌐8 的牙根，拔出⌐8（f）。移植术后的状态（g）

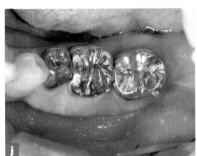
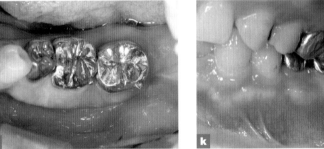

图4-4h，i 由于移植的位置不佳，只能移植至较预定位置偏远中的部位。又因为移植牙有浮动感，所以固定了4个月，半年后结束治疗。移植术后（h）及半年后（i）的状态

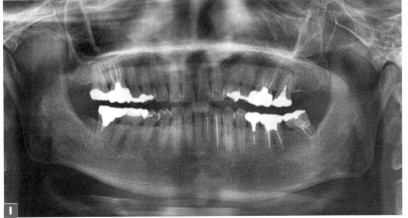
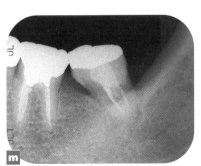

图4-4j，k 使用高嵌体进行修复

图4-4l，m 由于移植部位偏远中，菌斑控制比较困难，发生了继发龋。对于继发龋部位使用复合树脂（CR）修复后做口腔清洁指导。经过11年未发生异常

根部未发育完成牙的移植

　　牙根未发育完成牙与发育完成牙的移植方法类似，也可分为即刻移植、延期移植及无牙区移植。牙根未发育完成牙的自体移植中，如果牙髓有条件恢复活力就有可能不需要根管治疗，移植后也可保持牙髓活力。这是自体牙移植最有利之处。在拔牙后同期移植牙根未发育完成牙是自体牙移植预后最好的情况。

要点 **牙根未发育完成牙进行移植时的注意事项**

①供牙牙根的根尖孔宽度大于1mm时牙髓的预后较好。
②供牙根长在预计发育完成后长度的2/3以下时，牙髓较容易存活（1/2～3/4比较合适）。
③拔牙时注意不要损伤软组织（牙囊）。
④尽量不要磨除牙冠咬合面。
⑤移植后，需要经常进行活力测试（如果牙髓愈合良好，半年内会有活力反应）。
⑥如果移植后根尖出现X线透射影或牙龈窦道，需要及时行根管治疗。

---

1. 牙根未发育完成牙移植的流程及要点

（1）牙根未发育完成牙需满足的条件

▶ X线片中显示根尖孔的宽度大于1mm，牙根发育长度小于其预计发育完成后根长的3/4（图4-5），其中根尖孔的宽度最为重要，研究显示根尖孔宽度小于1mm的牙髓愈合率为10%，1～2.9mm时的愈合率为80%，3mm以上的愈合率为95%。

▶ **根长达到2/3时，可以满足移植后牙齿稳定所需的牙根长度，牙髓的愈合率也较高，这时预后最好。** 如果牙根发育长度不足1/2，因为根长较短，远期预后不良。

▶ 第1章中已经阐述过，牙根未发育完成牙的根尖部有上皮根鞘细胞存在，伴随毛细血管的新生，上皮根鞘内侧的牙髓细胞向牙髓内增殖，牙髓可以获得再生。

（2）牙拔除术

▶ 由于存在上皮根鞘，拔牙时牙根周围可能有牙囊残留。

（3）受牙区牙槽窝的预备

▶ 前面的章节已有所阐述，受牙区牙槽窝的预备中需要注意冷却，对于牙根未发育完成牙，良好的冷却有利于牙髓存活。

（4）植入受牙区牙槽窝

▶ 移植时应注意无压力操作，做较深的植入（可以参考移植前该咬合面的位置，图4-6）。这样，拆除固定后的移植牙有较大可能继续萌出。

（5）软组织的闭合

▶ 牙囊细胞会向移植部位周围移动从而闭合周围软组织。

（6）调整咬合

▶ 为了避免与对颌牙接触，供牙是牙根发育完成的牙，经常需要调磨牙冠的高点。但如果供牙是牙根未发育完成的牙，调磨到牙本质时就可能造成牙髓感染，所以原则上不要调磨牙冠。

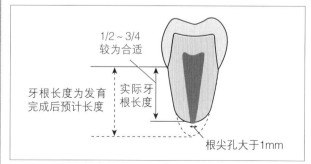

图4-5　牙根未发育完成牙需要满足的条件

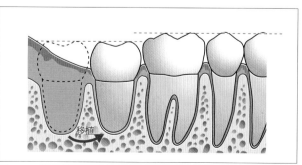

图4-6　移植牙需要做较深的植入

2. 牙根未发育完成牙移植后的观察（图4-7a～t）

▶ 与牙根发育完成牙移植术后相比，需要更频繁地拍摄X线片、测试活力、检查松动度、定期观察。

▶ 研究显示如果出现牙髓坏死，80%的病例在术后8周就可以诊断出。但实际临床中想判断牙髓是否坏死比较困难。

▶ 如果X线片显示根尖部有明显的阴影，或者出现牙龈窦道，应立即行根管治疗。若症状不明显，可暂缓处置，观察即可。

▶ 一般来说，移植术后3个月进行牙髓是否坏死的诊断就比较容易了。但如果根管治疗较晚，有可能出现牙根炎性吸收。需要慎重地选择治疗的时机。

▶ 研究显示，移植术后6个月牙髓愈合完成时做活力测试可能会出现牙髓活力正常的结果。

▶ 但是，如果牙髓腔内出现再矿化则可能造成髓腔狭窄或完全闭合，闭合程度较高时活力测试也会出现无反应的现象。

▶ 这种情况下，牙根在移植后会停止发育，愈合后会比正常的牙根短。

病例4-5：牙根未发育完成牙的移植病例（17岁，女性）

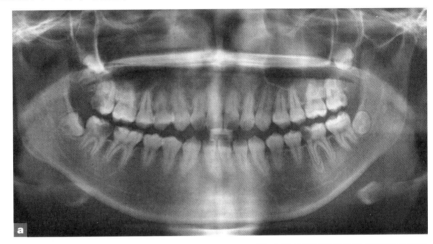

图4-7a　首诊时的口腔全景片。笔者认为 7| 尚能保留

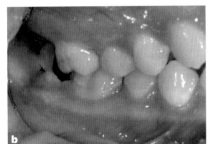
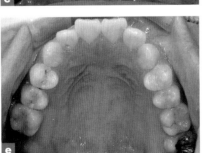
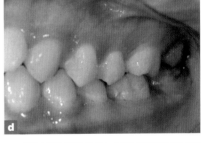
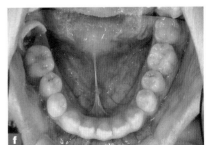

图4-7b～f　首诊时的口内照片，由于菌斑控制情况较差，控制菌斑比移植更为重要

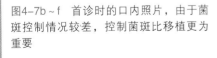
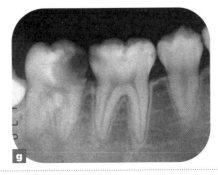
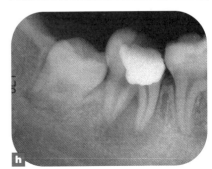

图4-7g，h　7| 在1个月内出现病情恶化，此时 |8 的牙根发育达到1/2左右，因此决定拔除 7| 并行 |8 移植

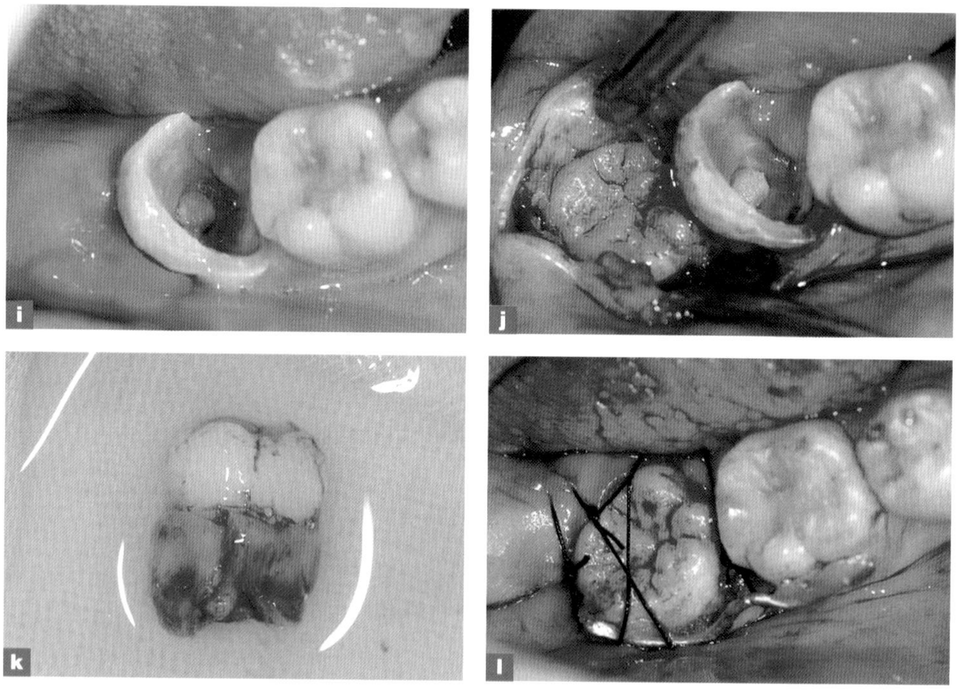

图4-7i ~ l ⌐8⌐的根部附着了
足量的牙囊组织。由于牙根较
短，因此需要做更长时间的固
定。与牙根发育完成牙相比，
该牙的植入深度更深

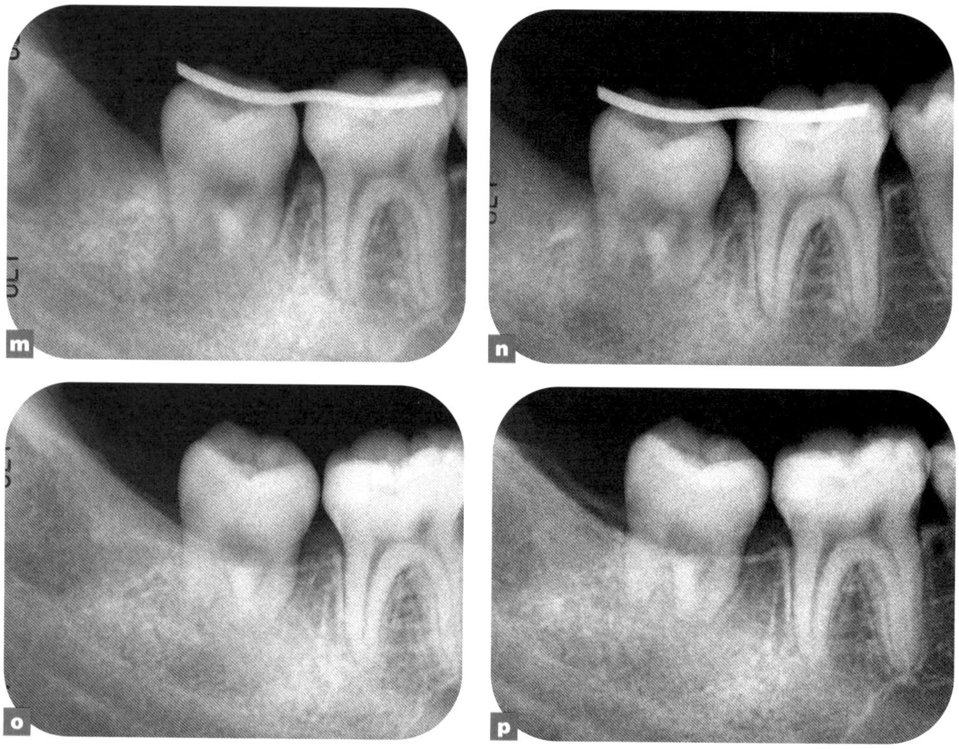

图4-7m ~ p 固定后3个月的
情况。4个月时活力测试出现
了反应。拆除固定后，该牙开
始向对颌牙缓慢地移动

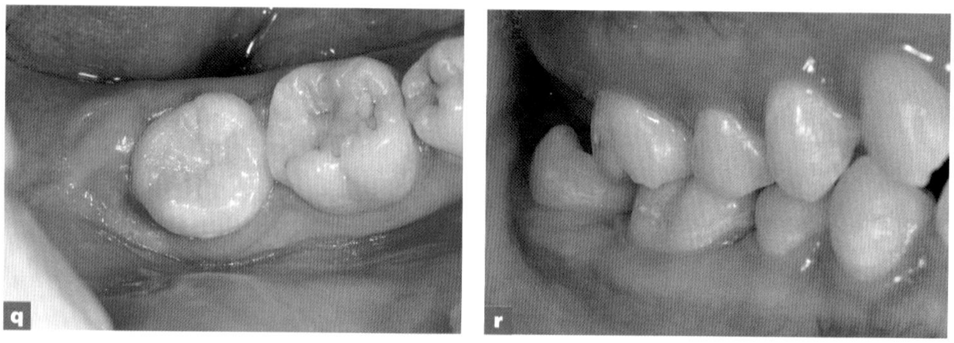

图4-7q，r 最终到达咬合面
并与对颌牙接触，无须做冠
修复

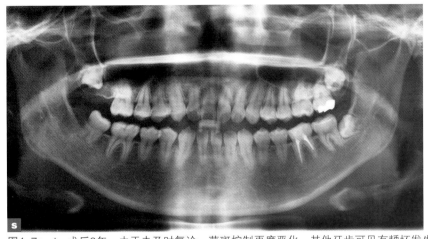
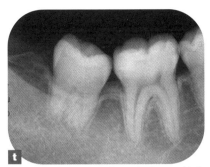

图4-7s，t　术后3年。由于未及时复诊，菌斑控制再度恶化。其他牙齿可见有龋坏发生，但移植牙未出现任何问题（s）。尽管出现髓腔闭锁，但仍然有牙髓活力反应（t）

前磨牙区的移植

　　临床上，移植到前磨牙区（甚至是前牙区）的病例数较少。在做缺牙区修复时，需要观察是否有多余牙存在。这样可以扩展自体牙移植的适应证范围。此处介绍前磨牙区的自体牙移植。

　　该区移植的供牙可以尽量利用异位牙或多生牙。也可以考虑采用正畸矫治方法解决缺牙问题，但对于并无严重拥挤或患者不希望做正畸治疗的情况，可以利用上述牙齿进行移植。

　　如果进行正畸治疗（图4-8a～s），⑤拔除后的空隙可以很快关闭，但考虑到正畸治疗的时间和费用，该患者选择了自体牙移植，术后患者的满意度较高。

病例4-6：前牙向前磨牙区移植的病例（31岁，女性）

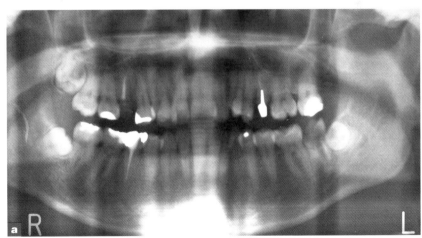

图4-8a　首诊时⑤残根，全口牙均有龋坏

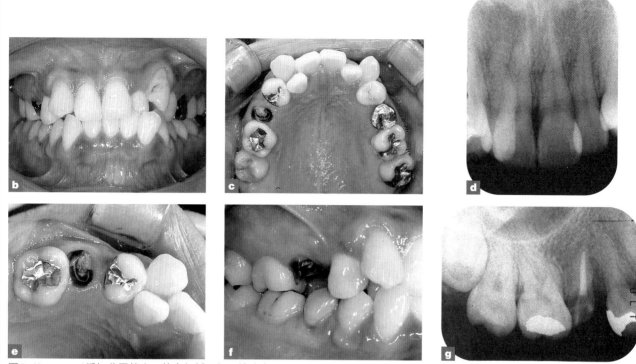

图4-8b～g 5┐龋坏范围较大，伴有根折，行牙拔除术。2┐为异位牙，由于患者不接受正畸治疗，故使用2┐进行移植

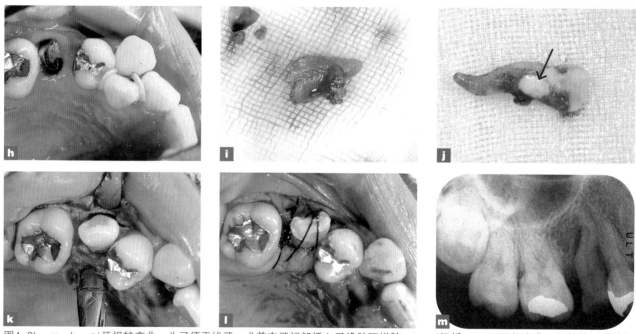

图4-8h～m h：2┐牙根较弯曲，为了便于拔牙，术前在牙间部插入了橡胶环增隙；i：5┐根折；j：2┐牙根弯曲，尽管拔牙前施加了矫治力，但仍有部分牙周膜受损；k：术中植入时要小心以防止牙周膜受损；l：调磨牙冠咬合面使其不与对颌牙接触，行缝线固定；m：术后的状态

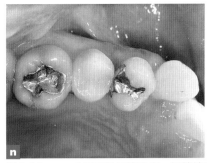
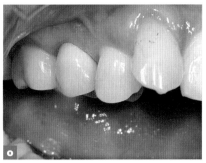
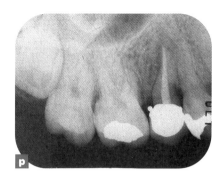

图4-86n～p　3周后行根管治疗。根管填充后行树脂桩和冠修复

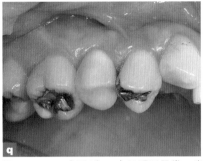
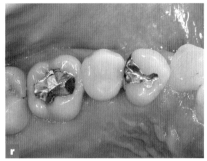
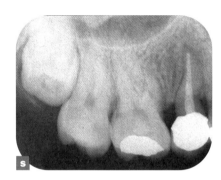

图4-8q～s　术后3年。未见明显异常。患者自身对菌斑控制较好

参考文献

[1] Andreasen JO. Periodontal healing after replantation and autotransplantation of incisors in monkeys. Int J Oral Surg 1981；10：54-61.

[2] 市ノ川浩. 意図的歯牙再植後の歯牙および周囲組織の変化に関する微細構造学的研究. 日歯保存誌 1995；38：63-87.

[3] 市ノ川浩, 磯野珠貴, 春木 洋, 森永一喜, 加藤広之, 中川寛一, 淺井康宏, 自家歯牙移植に関する実験病理学的検討(第4報), 治癒過程における微細構造学的変化. 日口腔インプラント誌1999；12:131.

[4] 月星光博. 自家歯牙移植 増補新版. 東京：クインテッセンス出版, 2014；19-70.

[5] 月星光博. 自家歯牙移植 増補新版. 東京：クインテッセンス出版, 2014；97-125.

[6] Miller HM et al. Transplantation and replantation of teeth. Oral Surg Med Oral Pathol,9 1956；(1)：84-95.

[7] Kvinnsland I, Heyeraas KJ. Cell renewal and ground substance formation in replanted cat teeth. Acta Odontol Scand 1990；48：203-215.

[8] Heyeraas KJ and Myking AM. Pulpal blood flow in immature permanent dog teeth after replantation. Scand J Dent Res,93 1985；(3)：227-238.

[9] Andreasen JO, Kristerson L. Repair processes in the cervical region of replanted and transplanted teeth in monkeys. Int. J Oral Surg, 1981；10：128-136.

[10] Miller HM, et al. Transplantation and reinplantation of teeth. Oral Surg Oral Med Oral Pathol, 9 1956；(1)：84-95.

[11] Andreasen JO,Paulsen HU, Yu Z, Bayer T, Schwartz o. A long term study of 370 autotransplanted premolars. Part Ⅱ. Tooth survival and pulp healing subsequent to transplantation. Eur J Orthod 1990；12：14-24.

第5章

自体牙移植的预后及评价

　　术后观察对于任何治疗而言都十分重要。切实的术后观察有助于维持治疗的远期疗效并为后续的治疗方法提供帮助。特别是移植和再植，其愈合过程相对特殊，也未在其他治疗中涉及。所以，术前必须向患者充分说明。本章详细阐述了移植再植治疗后可能发生的牙根吸收的机制及诊断和如何处理等内容。

自体牙移植的优势和要点

1. 可以恢复达到其他天然牙同样的功能

▶ 下地勋等人论述了自体牙移植的评价标准，包括X线检查和口内检查所见（表5-1）。从术后愈合较好的病例（图5-1a~d）来看，自体牙移植是一种非常有效的治疗方法。

表5-1　自体牙移植的成功判断标准

X线检查	①牙周膜间隙的形成（牙周膜愈合） ②牙槽骨周围非透射线的出现（形成筛状板） ③无进展的牙根吸收影像（即使有吸收影像，其与牙周膜空隙之间也有非透射线）
口腔检查	①牙周组织正常 ②无咬合疼痛等症状 ③无松动度，叩诊无异常

*引用并改编自下地　勲. 入門　自家歯牙移植——理論と臨床. 京都：永末書店，1995。

病例5-1：20岁，女性

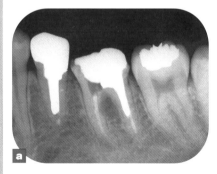
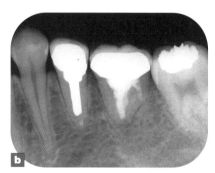
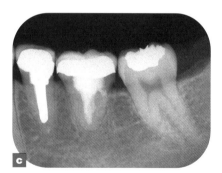
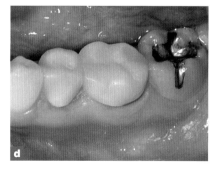

图5-1a~d　主诉左下后牙疼痛前来就诊。6牙近中根因出现较大底穿行牙拔除术。拔牙后行8移植。移植13年后，能正常行使功能，无异常。a：首诊时，20岁；b：移植结束时，21岁；c，d：14年后，34岁时

2. 牙根吸收的问题

▶ 自体牙移植术后一般都会有牙根吸收的风险。移植成功的关键在于保存移植牙的牙周膜。年轻牙周膜的量越多，预后也越好。手术对牙周膜造成的损伤越小，移植牙越稳定，牙根吸收的风险越小。

▶ 反之，如果患者年龄大，供牙牙根弯曲肥大，拔牙时容易造成牙周膜损伤，从长期来看，牙根吸收的可能性较大（图5-2）。

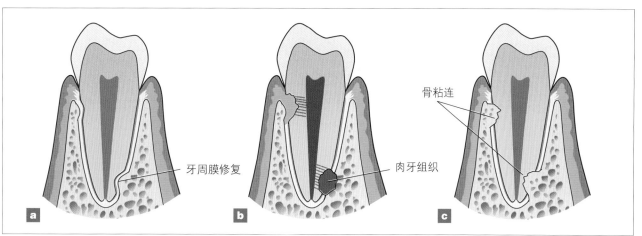

图5-2 牙根吸收的形式
a：浅表吸收。牙根表面部分吸收后，有牙周膜形成并最终愈合。
b：炎性吸收。牙根表面发生吸收，并由肉芽组织替代正常组织。
c：替代性吸收。吸收的牙根被骨组织替代。骨组织直接与牙根接触，形成骨粘连。

牙根吸收的3种形式

1. 浅表吸收

▶ 浅表吸收是指牙骨质内的吸收。如果损伤范围较小，牙根周围的牙周膜细胞会重新活化并生成新的牙骨质，最终诱导牙周膜愈合（图5-3，图5-4）。

▶ 如果牙周膜的损伤范围大，成骨细胞会先于牙周膜细胞

到达牙根表面，形成替代性吸收。

▶ 浅表吸收不止出现在移植术中，如果矫治力或咬合力较强时也有可能发生。如果发生吸收的地方有牙周膜和新生牙骨质覆盖，移植可以判断为成功。

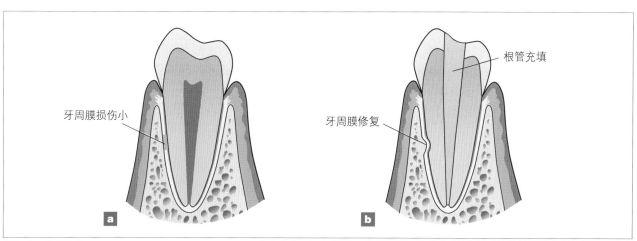

图5-3 浅表吸收
a：范围较小的牙周膜（牙骨质内）损伤。
b：牙骨质吸收后伴随牙周膜的修复。在骨组织到达牙根之前牙周膜修复完成，并可见新的附着形成。

病例5-2：19岁，女性

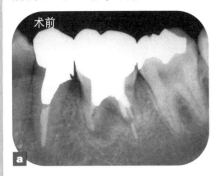

术前

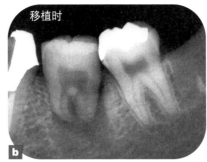

移植时

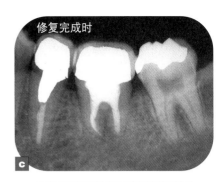

修复完成时

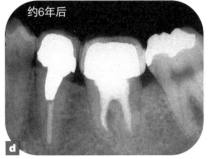

约6年后

图5-4a～d　浅表吸收。远中根牙骨质吸收，可见伴随牙周膜修复的浅表吸收。由于是一过性的牙根吸收，不会出现问题。a：术前；b：移植时；c：修复完成时；d：约6年后

2. 炎性吸收

▶炎性吸收是指髓腔内感染合并牙周膜及牙骨质受到较大损伤引起的深达牙槽骨及牙本质的吸收（图5-5，图5-6）。

▶炎性吸收发生的部位被肉芽组织替换，X线片显示为阴影。一般多在移植后3个月内发生，术后4～8周是高峰期。

▶炎性吸收的主要感染源来自髓腔内。需要使用氢氧化钙制剂进行根管治疗。如果治疗较早，可以阻止吸收继续进展甚至使吸收停止，当出现新附着愈合时，移植获得成功。

▶如果治疗较晚，则可能发展为替代性吸收。所以，移植后需要经常做X线检查，发现问题时需要及时治疗。

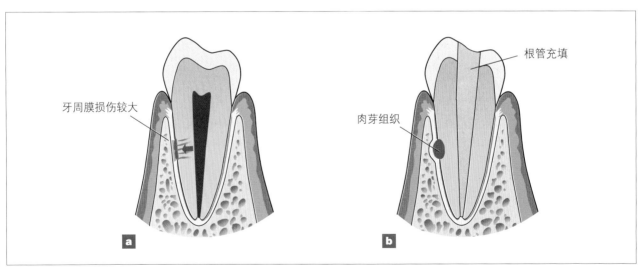

图5-5　炎性吸收
a：牙髓坏死引起牙周膜损伤。
b：破骨细胞引起牙骨质吸收，牙髓中的炎症物质通过牙本质小管到达牙根表面。及时的根管治疗可以阻止牙根吸收，但牙根吸收部位会被肉芽组织所替代。

病例5-3：32岁，女性

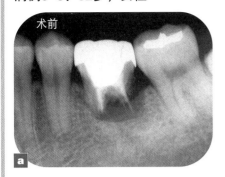
术前

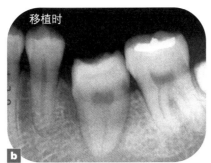
移植时

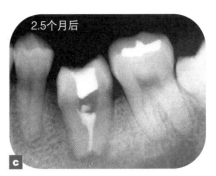
2.5个月后

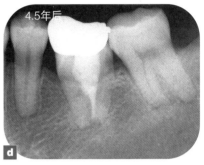
4.5年后

图5-6a～d　炎性吸收。该病例中可以推测炎性吸收发生于根管治疗过程中。治疗后炎性吸收停止，根尖部的病变消失。a：术前；b：移植时；c：2.5个月后；d：4.5年后

3. 替代性吸收

▶ 替代性吸收也被称作骨粘连，由于牙周膜的损伤引起牙骨质及牙本质的吸收，损伤部位附近的成骨细胞形成新的骨组织（图5-7，图5-8）。如果吸收持续进行，牙本质会逐渐被骨组织取代。

▶ 在天然牙中这样的吸收极为罕见，可以说这是移植再植术中特有的现象。一般出现在移植再植后4～12个月，之后也有可能出现。X线检查可以发现近远中的吸收，但难以发现出现在颊舌侧的吸收。临床检查时，由于牙根与骨组织直接相连，叩诊时容易出现类似种植牙骨结合后的金属音。生理性的松动度完全消失。出现这些症状时说明已发生替代性吸收的可能性较高。但如果替代性吸收的百分比不超过20%，会比较难以诊断。

▶ 由于儿童的新陈代谢较快，所以儿童牙齿的替代性吸收比成人快。如果是成人，即使发生了替代性吸收，牙齿仍然可以在较长一段时间内发挥正常功能。也就是说，如果是轻度的替代性吸收，并不需要立即拔出移植牙。相比于浅表吸收及炎性吸收，替代性吸收更有可能会在远期造成移植牙脱落，而且目前也没有什么公认有效的方法能阻止这种吸收，所以只能慎重观察。

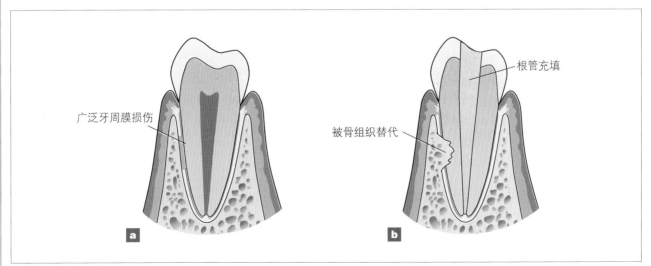
根管充填

广泛牙周膜损伤

被骨组织替代

图5-7　替代性吸收
a：出现较广泛牙周膜损伤的牙移植。
b：由于骨的新陈代谢比牙周膜的修复快，牙根吸收的部分已被骨组织完全替代。

病例5-4：39岁，男性

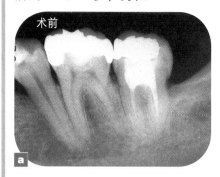
术前

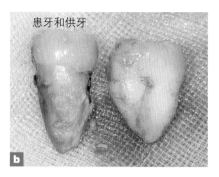
患牙和供牙

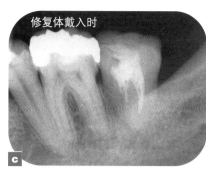
修复体戴入时

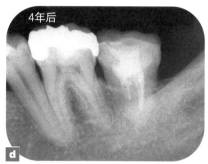
4年后

图5-8a~d 替代性吸收。（a）术前（由于根折拔牙）；（b）患牙和供牙；（c）修复体戴入时；（d）4年后，观察到近远中的替代性吸收。临床上并无功能异常，因此选择严密观察

【Q】发生了骨粘连如何处置？

▶ 为避免骨粘连，最重要的是将牙周膜的损伤控制在最小。

▶ 如果在X线片上发现有可疑的骨粘连，首先应该指导患者积极使用移植牙进行咀嚼。因为，发生骨粘连的牙齿没有松动度。如果通过这种方法恢复了牙齿松动度，就可以指导患者保持平时咀嚼习惯即可。如果这样也无法获得牙齿松动度，那么可以在牙齿咬合面上添加少许复合树脂以增加咬合的力度。2种方法都需要频繁地进行复诊观察。这种方法在早期的骨粘连中较有效果，如果时间较长则效果不佳。

4.3种牙根吸收并不一定会单独发生

▶ 本章阐述了3种牙根吸收的方式，但这3种方式并不一定会单独发生。

▶ 如果炎性吸收产生大面积的吸收窝，那么该部位也有可能发生替代性吸收。相反，由替代性吸收引起牙本质小管暴露后会导致根管内感染，这种情况也会引起炎性吸收。

▶ 掌握牙根吸收的相关机制、诊断及治疗方法等对于合理处理牙根吸收有重要作用。

5. 牙周膜的量、厚度、损伤

▶ 为了移植后长期稳定，不发生牙根吸收的现象，控制牙周膜的量和质量非常重要。

▶ 从牙周膜的量和质量来说，年轻人相对较好。

▶ 第3章和第4章中已有所阐述，需要注意尽量减少口外对移植牙的操作。

▶ 因为牙根中央部位牙周膜较薄，所以握持移植牙时要注意尽量不损伤牙周膜。

▶ 对于牙根弯曲及肥大的牙齿，拔牙时容易造成牙周膜的损伤，发生牙根吸收的风险比圆锥形的牙根更大。这点需要在医患沟通时向患者解释清楚。

参考文献

[1] 下地勲. 入門 自家歯牙移植―理論と臨床. 京都：永末書店，1995.

[2] 下地勲. 自家歯牙移植を成功に導くために 自家歯牙移植の理論的背景と実際. 日本歯科評論 2017 899；77(9)：34-49.

[3] Andreasen JO. Kristerson L. Repair processes in the cervical region of replanted and transplanted teeth in monkeys. Int. J Oral Surg 10：128-136,1981.

[4] Andreasen JO. A time-related study of periodal healing and root resorption activity after replantation of mature permanent incisors in monkeys. Swed Dent J 4：104-110,1980.

[5] Andreasen JO. Andreasen FM. Essentials of traumatic injuries to the teeth. Munksgaard, Copenhagen,1990.

[6] Andreasen JO, Hjørting – Hansen E. Replacement of teeth. Ⅰ Radiographic and clinical study of 110 human teeth replanted after accidental loss. Acta Odont Scand 1966；24：263-286.

[7] Andreasen JO, Hjørting – Hansen E. Replacement of teeth. Ⅱ Histological study of 22 replanted anterior teeth in humans. Acta Odont Scand 1966；24：287-306.

[8] Andreasen JO. Relationship between surface and inflammatory resorption and changes in the pulp after replantation of permanent incisors in monkeys. J Endod 1981；7：294-301.

[9] 下地勲. 歯の移植・再植 これから始めるために. 東京：医歯薬出版，2016；213-234.

[10] 月星光博. シリーズ MI に基づく歯科診療 vol.04 自家歯牙移植 増補新版. 東京：クインテッセンス出版，2014：19-70.

[11] Andersson, L, et al. Effect of masticatory stimulation on dento-alveolar ankylosis after experimental tooth replantation. Endod Dent Traumatol 1985；1：13-16.

[12] Andreasen JO, et al. Replantation of 400 avulsed permanent incisors. Ⅴ. Factors related to the progression of root resorption. Endod Dent. Traumatol 1991.

[13] Andreasen JO, et al. Replantation of 400 avulsed permanent incisors. Ⅳ. Factors related to periodontal ligament healing. Endod Dent. Traumatol 1991.

第6章

自体牙移植的灵活应用

自体牙移植虽然是以牙齿为单位的治疗方法，但是灵活应用后也可用于全口系统治疗。当多颗牙缺损时，为达到最好的效果必须在术前认真探讨并制订治疗计划。本章介绍2个与此相关的病例。

自体牙移植与种植并用的病例

缺牙区 7-4 灵活应用1颗自体牙移植的病例（图6-1a～y）。该病例在 7 缺牙区使用自体牙移植，其他缺牙位置使用种植修复。 7 拔除与 8 供牙移植至 7 受牙区可以同期完成。假设将来移植牙出现问题， 6-4 位置的种植体可以保持不变，仅在 7 的位置追加植入种植体即可，这样也比较容易处置。

病例6-1：自体牙移植与种植并用的病例（43岁，女性）

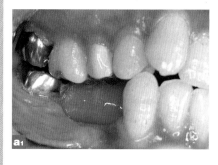
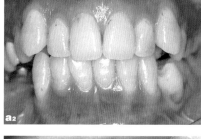
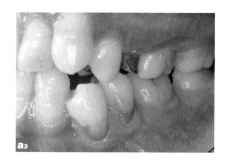

图6-1a　初诊时口内照片。因前牙无法提供足够的支持，故两侧后牙需单独承担足够的咬合力。患者的期望是恢复右侧的咀嚼功能（丧失咀嚼功能已有5年）。患者拒绝正畸治疗，但是可以接受较长时间的治疗以尽可能保留自己的牙齿

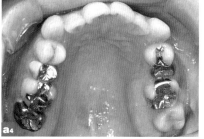
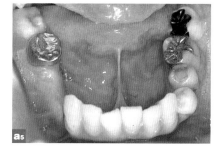

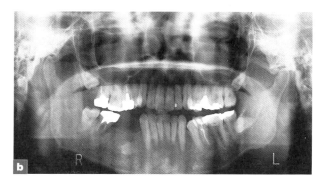

图6-1b　初诊时的口腔全景片

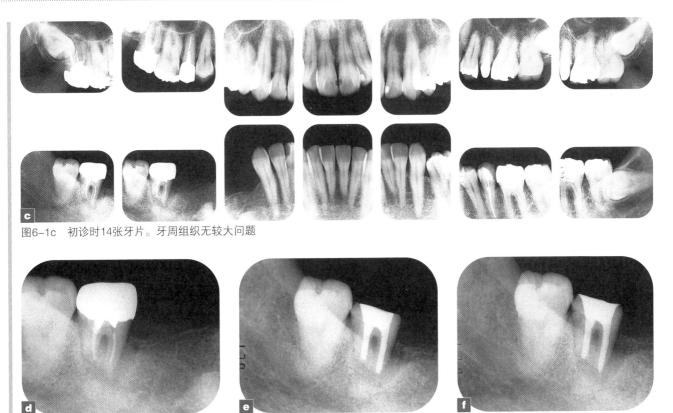

图6-1c　初诊时14张牙片。牙周组织无较大问题

图6-1d~f　怀疑7牙的近中根折裂，进行根管治疗及观察预后情况（当时没有放大镜与显微镜）。3个月后并没有发现好转，因此立刻决定进行外科治疗。制订治疗计划：确认7牙根折裂，拔除后移植8，如果移植顺利，就在6-4的位置植入种植体，如果不能移植，就在7-4的位置植入种植体。d：初诊时；e：根管充填时；f：3个月后。近中骨缺损无明显改善

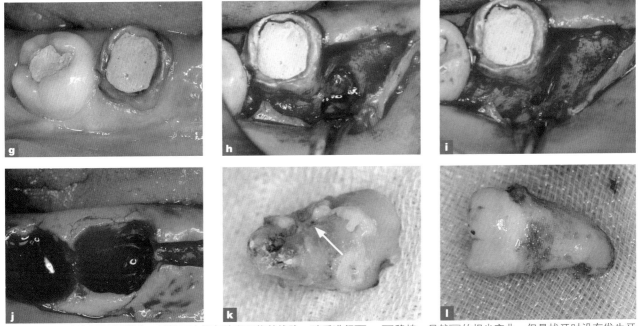

图6-1g~l　确认7牙根折裂，判断无法保存并当即将其拔除。随后进行8→7移植。虽然8的根尖弯曲，但是拔牙时没有发生牙根折断。g：术前；h：牙龈翻瓣；i：颊侧近中垂直骨吸收，发现7牙根折裂纹；j：拔出87；k：确认7牙根折裂（箭头所指）；l：供牙8根尖部位有牙周膜损伤

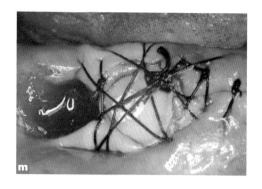

图6-1m 移植当天术后照片。
8] 移植前有牙本质过敏症
状，去除牙冠部位的牙髓。由
于无邻牙固定，所以采用缝线
固定

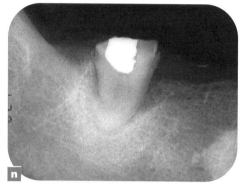
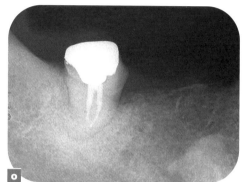

图6-1n, o n：移植中；o：
3个月后

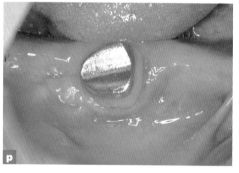
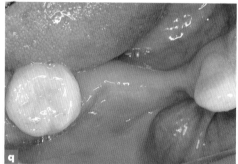

图6-1p, q 由于骨缺损有明
显改善并且无松动，所以安装
金属桩核，使用临时修复体恢
复咬合

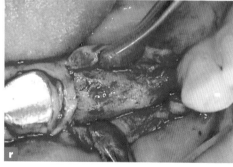
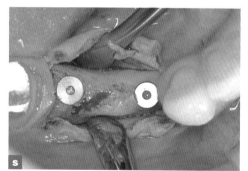

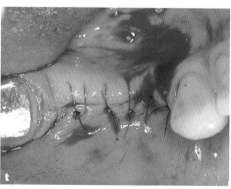
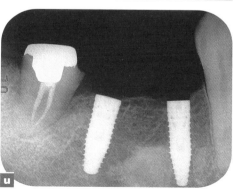

图6-1r~u 移植牙能够行使
良好功能，于是在 6-4] 缺牙
区植入种植体

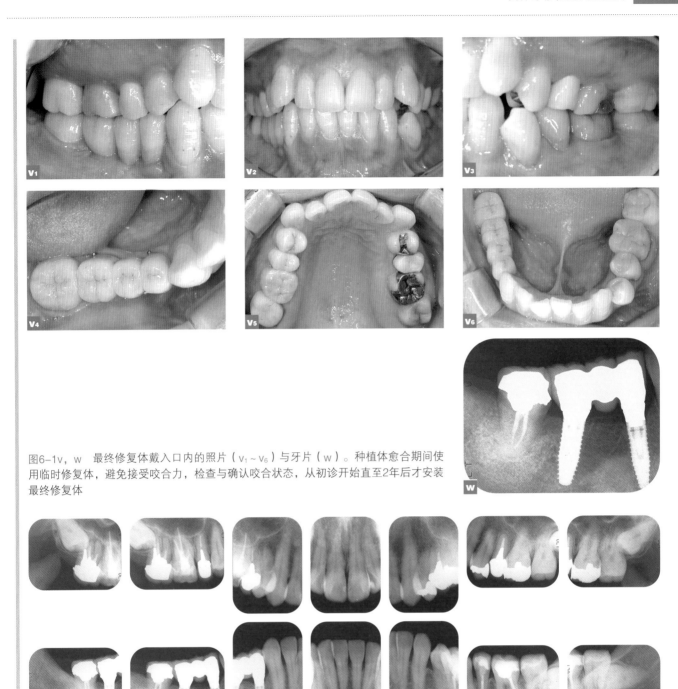

图6-1v，w 最终修复体戴入口内的照片（v₁～v₆）与牙片（w）。种植体愈合期间使用临时修复体，避免接受咬合力，检查与确认咬合状态，从初诊开始直至2年后才安装最终修复体

图6-1x 安装最终修复体时的14张牙片

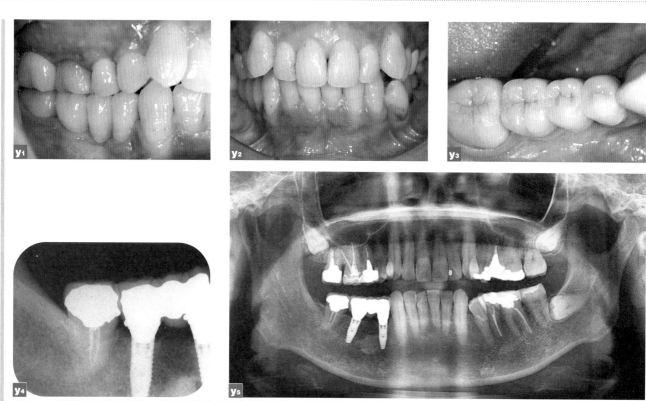

图6-1y 移植后12年7个月。虽然可能发生了替代性吸收，但是行使功能时并没有问题。后期虽然制作了咬合板，但是使用频率不高

适合2个缺损部位的自体牙移植病例

虽然下颌的左右两侧都有可以用于移植的第三磨牙，但是必须通过治疗使 7、7 直立，才能获得充足的移植空间，然而直立第三磨牙又是复杂病例（图6-2a~x）。本病例使用临时支抗装置（Temporary Anchorage Device，TAD）进行正畸后完成了治疗，而未用种植与固定修复。

希望此病例成为灵活运用自体牙移植治疗复杂病例的参考。

病例6-2：适合2个缺损部位的自体牙移植病例（21岁，女性）

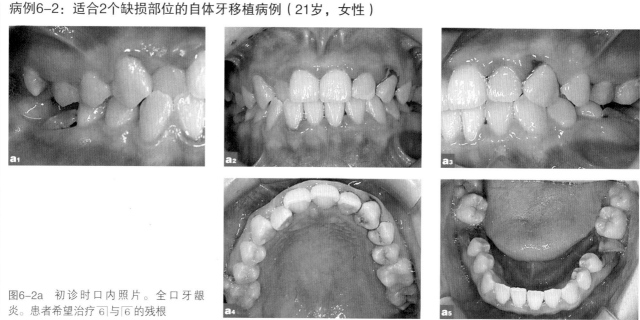

图6-2a 初诊时口内照片。全口牙龈炎。患者希望治疗 6 与 6 的残根

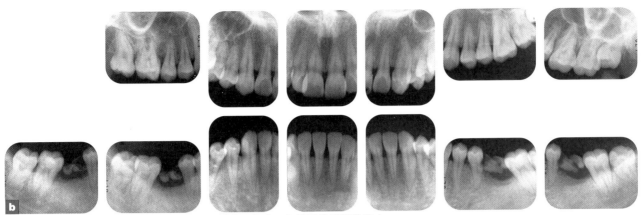

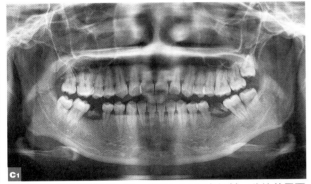

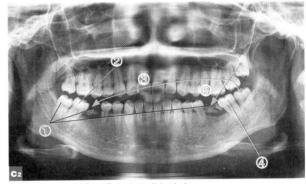

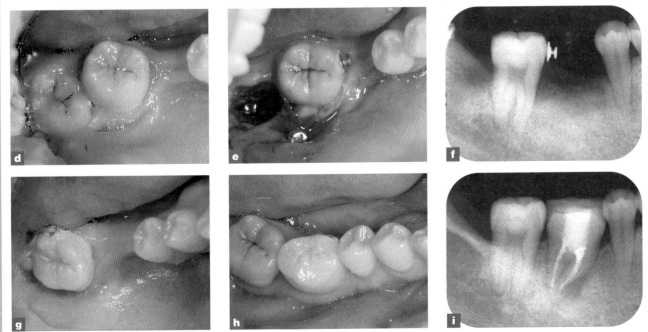

图6-2b 初诊时牙片。6、6无法保留。虽然有牙龈炎，但是牙槽骨吸收较少

图6-2c₁ 计划拔除6、6，因7、7近中倾斜，移植前需要将其直立。因为有3颗第三磨牙，要综合考虑治疗步骤

图6-2c₂ 按照①到⑤的步骤进行治疗
① 拔除66、拔出8。
② 直立7。
③ 移植8→6。
④ 直立7。
⑤ 移植8→6。

图6-2d～i 右侧下颌治疗过程。8拔牙后使用TAD正畸法使7直立，然后把8→6

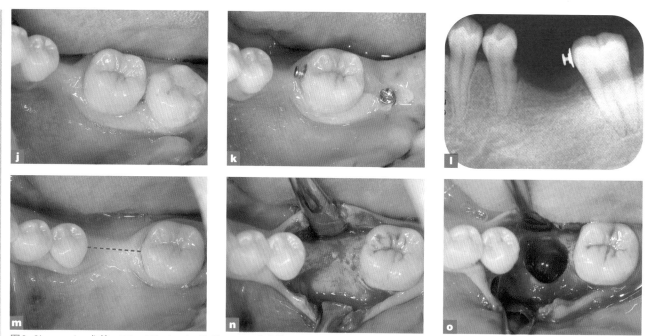

图6-2j～o　j：术前；⌐8→⌐6；k，l：使用TAD正畸法使⌐7直立；m：移植时，由于口腔前庭较浅，所以切开线略偏舌侧；n：翻开黏骨膜瓣；o：预备受牙区牙槽窝

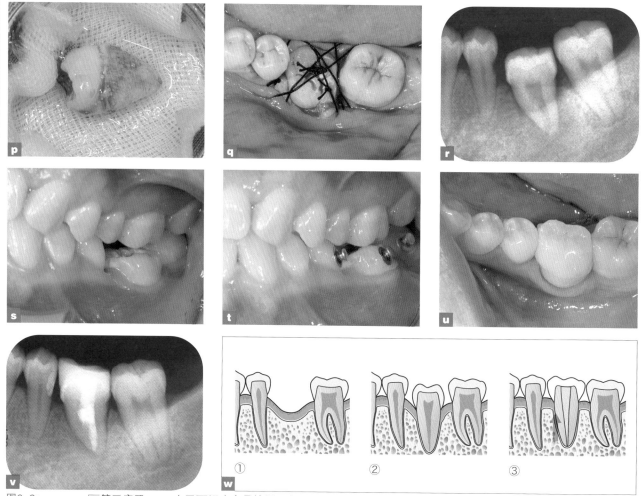

图6-2p～w　p：⌐8第三磨牙；q：由于⌐5远中有骨缺损，所以⌐6移植的位置要较深，缝合固定；r：移植后的牙片；s：根管充填时；t：牵引伸长；u，v：结束时全瓷冠修复；w：手术示意图，①⌐5远中牙槽骨水平吸收，②⌐6植入较深的位置，③根管充填后通过正畸牵引伸长改善骨缺损

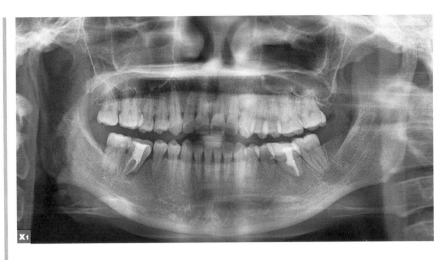

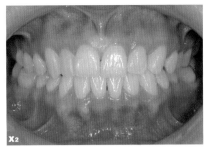

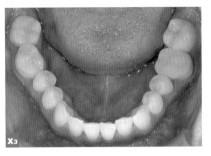

图6-2x　初诊开始5年后。虽然移植牙根尖部位有点问题，但是没有明显恶化，牙周情况也比较稳定

重点　多颗牙缺失的自体牙移植

·如果有多个需要移植的缺牙区，就需要考虑哪个部位适合移植，移植到哪里效果比较好。
·移植后还有空缺的位置可以使用固定桥、种植、活动义齿及缩短牙列等方法进行处置。
·可以移植的牙不仅仅是第三磨牙，还可以考虑是否存在多余的异位牙或埋伏牙。

参考文献

[1] 平井友成. New Essence：the Debut 自家歯牙移植を併用したインプラント治療の一症例. the Quintessence 2010；29（2）：207-217.

[2] 平井友成. After the Debut 自家歯牙移植の有用性を考える　天然歯を活かした治療を目指して「the Debut」症例10年後の検証と現状を体現したケースから. the Quintessence 2020；39（2）：102-117.

[3] 金成雅彦. TAD の活かし方. 東京：ヒョーロン・パブリッシャーズ, 2019.

[4] 平井友成. シリーズ その根拠はなんだ？ 歯牙移植＆インプラントの共存があたりまえの時代 ケースに応じた対応こそが患者満足につながる. the Quintessence 2013；32（4）：101-113.

第7章

自体牙移植与牙种植哪一个好？

经常会有人问：牙种植与自体牙移植哪一个好？这个问题不能一概而论，应该根据具体病例给出答案。当综合考虑各种因素制订治疗方案时，就会发现对于每个病例来说最适合的方法并不一样。

生存率

▶ 文献报告单颗牙种植的生存率明显高于自体牙移植（图7-1，图7-2）。关于牙种植的文献非常多，而关于自体牙移植的文献相对较少，两者难以比较。然而，如果单纯考虑长期的预后结果，从数据上看，牙种植具有明显的优势。

▶ 可是，实际临床不能仅看生存率，其影响因素很多，必须从多个角度探讨自体牙移植的各种优势（图7-3）。另外，这里对于缺牙的处理方法不包括固定义齿、活动义齿及正畸治疗等其他治疗方法。

报告者（发表年份）	观察时间	生存率
Vigolo与Givani（2000）	5年	94.2%
Dhanrajani与Al-Rafee（2005）	5年	93.8%
Bragger（2004）	10年	66.5%
Taylor（2004）	5年	97.4%
Fugazzotto等（2004）	5年	95.1%
Henry等（1996）	5年	97.2%

图7-1　单颗种植牙生存率研究。另外还有很多论文，虽然文中各个试验方法、条件不同，但是生存率大约为95%

报告者（发表年份）	观察时间	生存率
Andreasen等（1990）	5年	95%~98%
Schwartz等（1985）	5年	76.2%
	10年	59.6%
Mejare B等（2005）	4年	81.4%
Watanabe Y等（2010）	9.2年	86.8%
Tsukibosi M.（2002）	6年	90%
Kuroda等（2012）	5年	90.1%
平均生存年数：14.6年	10年	73.6%
	15年	59.5%

图7-2　移植牙的生存率。移植牙的生存率较种植牙低，相关论文少，数据也较为分散

	牙种植	自体牙移植
供牙的必要性	不需要	必要
手术方法	标准化	必须熟练
外科处置	1个部位	2个部位
牙槽嵴宽度	最好有	必须有
合并GBR	可以	不清楚
骨质	影响大	影响小
拔牙即刻植入	有限制	适合
软组织附着	弱	强
术后正畸	不可以	可以
年轻人治疗	不适合	适合
年长者治疗	适合	不适合
咬合承受度	侧方与扭力弱	承受各种咬合力
重建牙冠形态	较难	容易

图7-3　牙种植与自体牙移植的优势对比。移植与种植相比虽然要求更为熟练的技术，但也有一定的灵活性。对于牙槽嵴具有一定宽度的年轻人磨牙缺失时，如果有供牙，应该优先考虑移植

外科手术侵袭

1. 同期型

▶ 可以与拔牙同时进行的同期移植的手术侵袭性较小。种植虽然也有即拔即种的方法，但是磨牙位置多数情况下很难获得初期稳定性，技术要求更高。

2. 缺牙部位型

▶ 对于已经缺牙的部位来说，种植修复的骨磨除量较少，对患者的创伤也小（图7-4a～d）。而自体牙移植的缺点是必须处理2个部位。

▶ 如果种植治疗需要做大量GBR，其侵袭性也很大，此时则更不适合自体牙移植，所以本病例应该选择牙种植修复（图7-5a～f）。

▶ 另外，移植的术后管理与种植相比，更需要认真、仔细地检查，也需要更多次数的术后复诊。

病例7-1：缺牙部位适合种植修复的病例（45岁，男性）

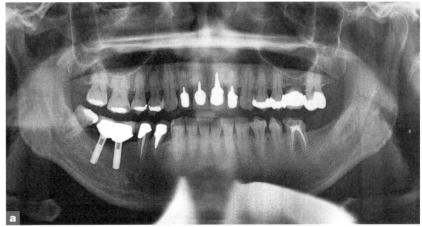

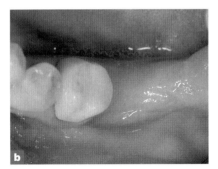

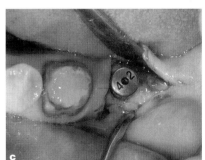

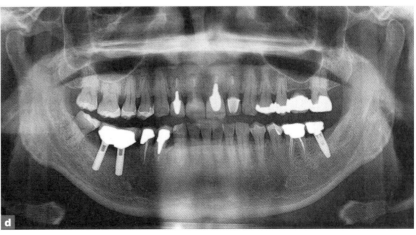

图7-4a～d　患者希望修复左侧下颌的缺牙。a：初诊时口腔全景片。探讨把余留牙8|移植到7|的位置；b，c：判断牙槽骨宽度不足，考虑到低侵袭的外科处置，最终选择种植修复；d：9年后的口腔全景片

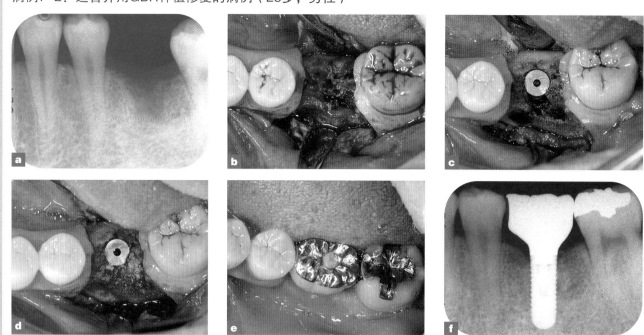

图7-5a~f　此病例虽然年龄适合移植，但是没有供牙。而选择种植合并GBR的治疗比较妥当。a：术前，骨缺损较多，必须进行GBR；b~d：拔牙窝内发现较多的肉芽组织，搔刮后植入种植体，同时行GBR；e，f：术后，预后良好

骨与软组织

1. 骨

▶种植牙的直径比天然牙小，所以即使骨宽度不足也可以实施手术（图7-4a~d）。然而，移植必须具备较宽的骨组织。

2. 软组织

▶移植牙由于具有上皮附着与结缔组织附着，所以能与软组织有较强的结合，与种植牙相比术后牙周组织病变风险较低（图7-6a~f）。

病例7-3：同期移植的病例（44岁，女性）

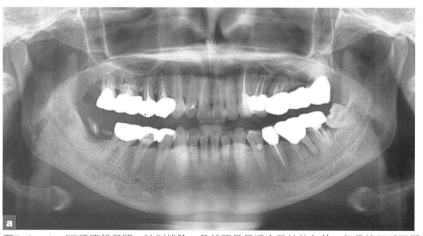

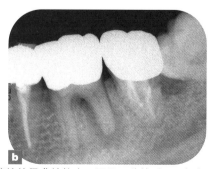

图7-6a，b　7⌐牙不能保留，计划拔除。虽然不是最适合移植的年龄，但是拔牙后同期移植的侵袭性较小。而且，移植后牙周组织出现病变的风险也比种植修复小

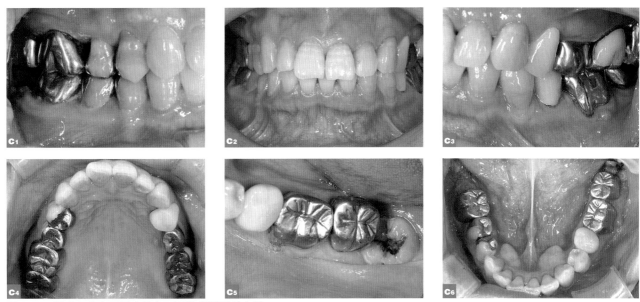

图7-6c 轻度至中度牙周病状态。⌐6的颊侧可见窦道

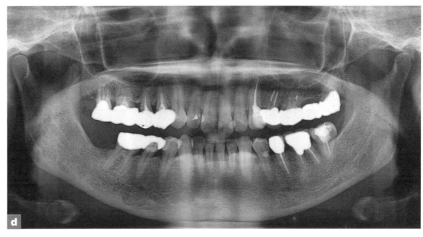

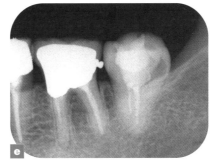

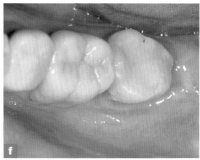

图7-6d~f 4年后。原来⌐7的远中骨缺损获得改善，牙槽骨与牙龈状态稳定

术后维护

▶ 种植体是钛金属制品，不会发生龋坏。因此患龋风险高的患者要优先考虑种植修复。对于容易出现牙周组织病变风险的病例，由于移植后与周围组织附着较强，所以倾向于选择移植（图7-7a，b）。

▶ 另外，移植牙是天然牙的形态，容易清洁，外展隙也比较小（图7-8，图7-9）。

▶ 对于有意愿或需要进行正畸治疗的患者，一旦植入种植体，正畸治疗就会受到限制，所以术前认真探讨治疗计划是非常重要的。

病例7-4：存在龋坏与牙周病风险的病例（31岁，女性）

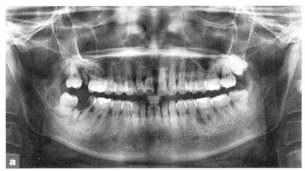

图7-7a　初诊时。虽然存在龋坏与牙周病两方面风险，但是 8|→7| 移植的年龄合适，建议移植

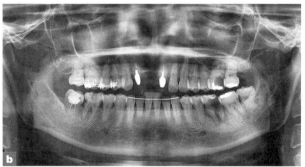

图7-7b　患者总是不能按时来院复诊，大约10年后的复查没有失败迹象。又过了3年，发现多数牙龋坏，但是移植牙完全没有问题，所以思考移植与种植哪个好需要综合考虑多方面因素

病例7-5

图7-8a，b　种植修复。尽管使用了直径较粗的种植体，但外展隙仍然较大，必须使用间隙刷。治疗前对患者必须充分说明容易出现食物嵌塞

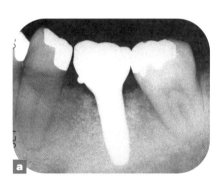

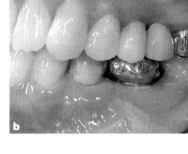

病例7-6

图7-9a，b　自体牙移植。移植牙与天然牙一样外展隙较小，很难出现食物嵌塞，非常舒适

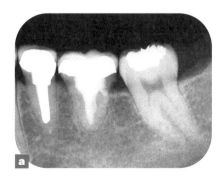

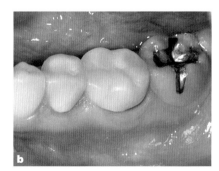

年龄

▶颌骨与牙齿在发育成长过程中不推荐种植治疗。在这个年龄段如果有牙根未发育完成的牙齿可以作为移植供牙，应该毫不犹豫地选择自体牙移植。如同第1章所述，伴随着年龄的增长牙周膜厚度减小，种植变得有利。

▶如第2章所述，移植的年龄指标是40岁以下，但这毕竟是大致目标，具体方案应该根据每个人牙齿和口内的实际情况考虑（图7-10a～g）。

病例7-7：年龄较大患者同期移植病例（55岁，男性）

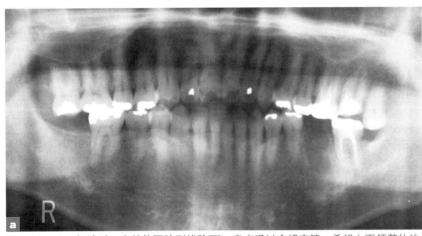
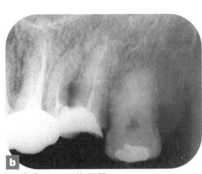

图7-10a，b 初诊时。在其他医院刚拔除 6̲ ，患者通过介绍来院，希望上下颌整体治疗。7̲ 缺失，7̲ 不能保留

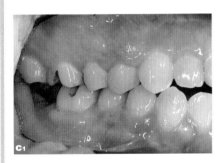
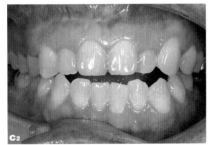
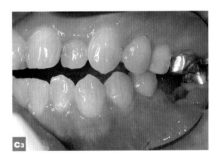
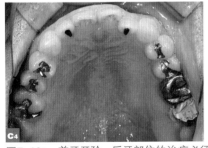
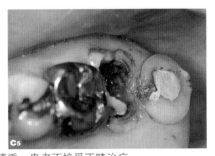
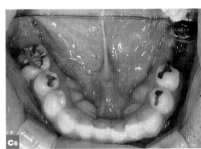

图7-10c 前牙开𬌗，后牙部位的治疗必须慎重。患者不接受正畸治疗

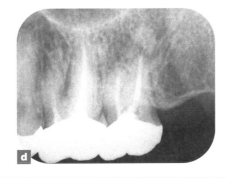
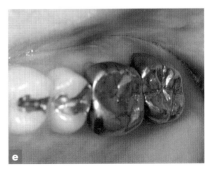

图7-10d，e 虽然考虑到患者年龄偏大，但还是进行了 8̲ → 7̲ 的同期移植

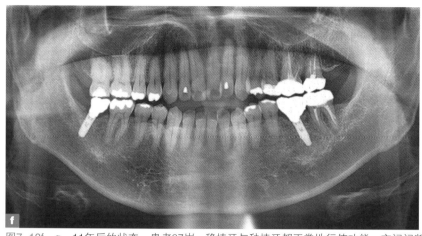
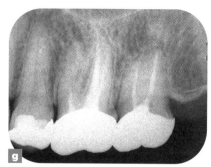

图7-10f，g　11年后的状态。患者67岁。移植牙与种植牙都正常地行使功能。夜间间断佩戴咬合板

咬合

▶ 种植牙难以承受侧方压力与扭力。虽然这些力对天然牙也有影响，但是移植牙比种植牙应对这些力时承担的风险要更低。

▶ 因此，对于容易受到这些力作用的部位或咬合状态，如果有供牙，选择自体牙移植比较好，应该认真探讨如果没有移植可选时，选用种植并用正畸治疗实现理想咬合的治疗难度和要求（图7-11a～d）。

病例7-8 合并正畸治疗的种植治疗（39岁，女性）

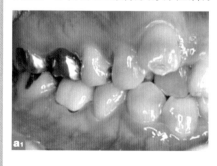
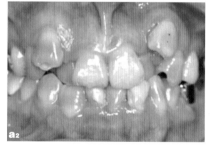
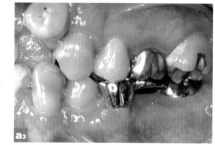
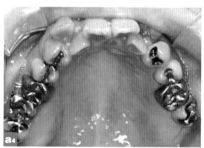
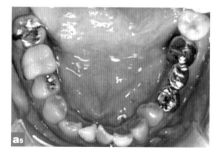

图7-11a　初诊时口内照片。希望改善前牙的排列与颜色。3|3移位牙，除了美学因素，功能也很重要

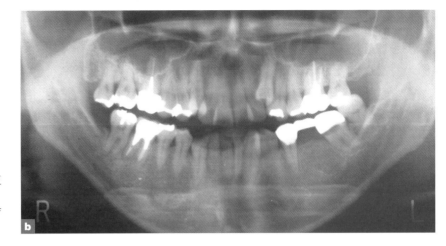

图7-11b 初诊时口腔全景片。⌐6缺失，⌐7龋坏，8⌐与⌐8余留。告知拟行全口正畸治疗与修复治疗。⌐6区骨宽度较窄，所以决定在正畸治疗过程中进行种植治疗（负责正畸治疗的医生：喜多岛奈美）

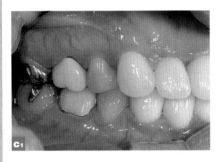
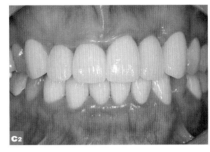
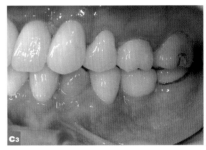

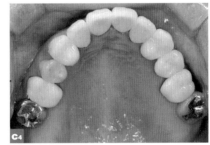
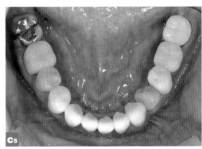

图7-11c 术后3年。使用金属烤瓷冠修复变色牙

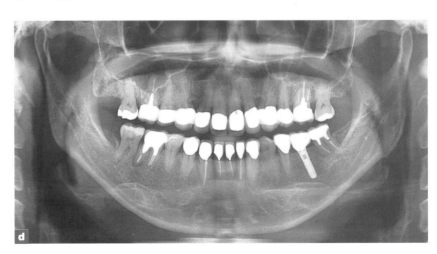

图7-11d 治疗需2年时间。术后9年，预后良好。如果骨宽度合适，最好在⌐6区实施移植

选择与优先顺序

综上所述，选择自体牙移植还是牙种植要考虑各种各样的影响因素，综合这些因素进行判断对决定治疗方式是非常重要的。笔者一直认为要根据患者的期望来认真思考与判断"对患者有利的治疗方式"。此时，增加了可选择的治疗方法，并且给予恰当的医学建议，减少患者选择哪种治疗的困扰。笔者把选择"口腔治疗方式（移植与种植）"比作"寻找房屋"，需要让患者思考。首先把治疗中不能让步的和绝对有利的地方作为前提，综合考虑其他方面就会发现哪种治疗有益。

笔者认为虽然治疗时要满足患者的要求，但是这样未必对患者有利。有的病例即使没有满足患者的要求，但是也可以期待良好的结果。所以，要通过自体牙移植与牙种植修复的灵活运用，尽可能让患者受益。

要点　"口腔治疗方式（移植与种植）"类似于"寻找房屋"

- 租金、房间布局、内部装饰等
- 舒适性（楼层、朝向等）
- 方便性（交通、购物等）
- 安全性
- 建筑年数
- 邻居情况

- 治疗费、功能性、美学效果
- 治疗侵袭度、复诊次数等
- 治疗后主观使用感觉、维护难易度
- 治疗安全性
- 耐久性
- 周围龋坏或牙周病风险

等

※由于很难满足所有条件，所以按照优先顺序制订治疗计划。

参考文献

[1]　平井友成. シリーズ その根拠はなんだ？ 歯牙移植＆インプラントの共存があたりまえの時代 ケースに応じた対応こそが患者満足につながる. the Quintessence 2013；32（4）：101-113.

[2]　月星光博. 自家歯牙移植 増補新版. 東京：クインテッセンス出版, 2014；019-070, 249-268.

第二部分

再植

第8章

意向再植

意向再植具有可以在口外处理根尖部位并去除感染源的优势，但是因为需要拔牙，所以必须考虑术中牙根折断、牙周膜损伤及术后可能发生牙根吸收的风险。因此，使用此方法必须要慎重。

检查与诊断

意向再植是根管外科手术治疗法之一（图8-1）。它是指对于常规根管治疗不能治愈的、难治性根尖周病变的牙齿实施拔牙术并在口外处理根尖部位，随后再植入原部位的治疗方法。近年来随着牙科显微镜的普及，明确了在显微镜辅助下实施根尖切除等手术可以获得良好预后，所以对于可行根尖切除术的牙齿，应该优先考虑这一方法（图8-2）。然而，对于根尖切除术后症状无改善或病变部位难以实施根尖切除术的牙齿，建议实施意向再植。根据这2种方法的特点，必须考虑适应证。

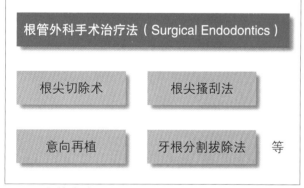

图8-1　根管外科手术治疗法（齿内疗法学専門用語集．東京：医齿薬出版，2013）

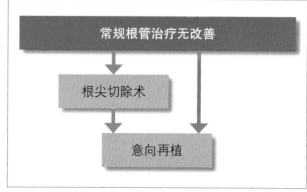

图8-2　对于难治性根尖周病变的处置

> **重点**　**牙根尖切除术（根管倒充填）的适应证**
>
> ①可以从牙根颊侧开窗。
> ②牙齿有根尖病变，常规根管充填术不能到达根尖1/3。
> ③常规根管治疗预后不良。
> ④伴有根尖病变的超充填。
> ⑤需要重行根管倒充填治疗。

重点　意向再植的适应证与禁忌证

<意向再植的适应证>

①拔牙时对牙根损伤小的牙齿。

②牙根位置及形态等不适合根尖切除术的牙齿。

<意向再植的禁忌证>

①根尖弯曲、牙根肥大、根分叉大的牙齿。

②残留牙体组织较少的牙齿。

③患重度牙周炎的牙齿。

重点　意向再植的优缺点

<与根尖切除术相比具有的优势>

①手术侵袭性较小（如磨除骨组织等）。

②即使没有特殊的仪器及器械也可治疗（显微镜及超声骨刀等）。

③可实现可靠的根尖封闭（防潮湿及直视下操作）。

④可同时实施外科延长术（存在深龋的情况）。

<意向再植的缺点>

①如果牙根弯曲、肥大及骨粘连时会导致拔牙困难。

②如果残留牙体组织较少，拔牙时有折裂的危险。

③术后护理要求较高。

④术后可能出现牙根吸收。

适应证的选择

1. 适应证

▶意向再植的适应证中对供牙的要求与自体牙移植相同。即"牙根无折裂""牙根无损伤"，手术方法也要求尽可能不损伤牙根。在此基础上再考虑意向再植的优缺点，并确定是否实施（参考第2章）。

▶笔者在术前会常规告知患者："在治疗过程中如果发生牙根折裂等问题，就不能保留。"当然有时也会持有"与其要拔牙，还不如保留试试"的立场。

▶根管倒充填后的再植牙基本上都能存活。在此基础上最终的治疗目标是症状消退，X线片确认愈合，形成咬合并无其他问题。

2. 再植前必要的处置

▶再植前如果仍有渗出，则尽可能完善正向根管充填。与根尖切除术一样，再植术前需要消炎，减小病变，施行低侵袭处置。

▶另外，由于牙体组织较薄，夹持患牙时可能造成牙根折裂。这种情况下可以事先进行基牙预备。

▶如前所述，为了使拔牙变得容易术前可能需要对再植牙施加扭力，但是与自体牙移植相比，由于多数再植牙残留的牙体组织较少，所以会有更多的注意事项（参考P78的Q1）。

治疗实践①：磨牙

1. 检查

（1）牙根形态

▶ 对 7| 实施根尖切除术的开窗操作困难，而且多数牙的牙根形态呈圆锥形，所以更适合做意向再植。

▶ 图8-3a～e是从根管治疗到修复的治疗过程。由于常规根管再治疗很难改善症状，所以计划意向再植（图8-3f～h）。

病例8-1：根管治疗后因预后不良而进行意向再植的病例（29岁，女性）

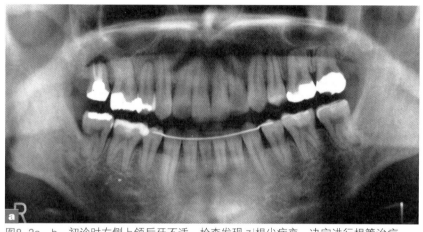
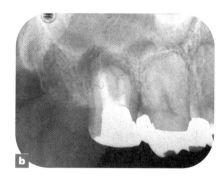

图8-3a，b　初诊时右侧上颌后牙不适。检查发现 7| 根尖病变，决定进行根管治疗

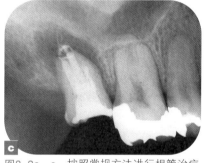
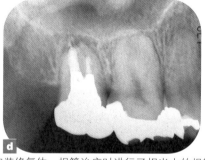
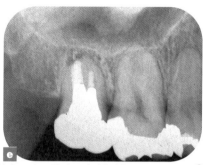

图8-3c～e　按照常规方法进行根管治疗，安装修复体。根管治疗时进行了相当大的根管扩大。为了防止牙根折裂使用Superbond®粘接金属桩核。c：根管充填时；d：1年3个月；e：3年6个月

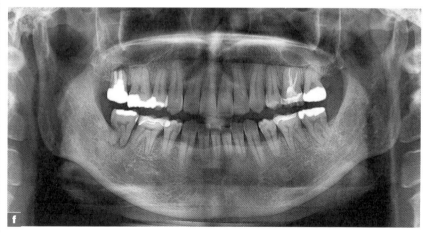
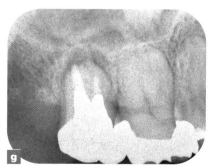
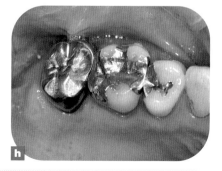

图8-3f～h　14年后。 7| 根尖病变复发，经判断，根管再治疗很难改善症状。g：与根管充填时相比发现远中根的牙根吸收；h：同部位口内照片。未发现窦道

2. 拔牙

（1）是否需要拆除修复体？

▶ 为了避免再植后与对颌牙咬合，处置前拆除了冠修复体。

▶ 为了防止牙根折裂，使用Superbond®将金属桩核与牙体组织粘在一起，以预防拔牙时牙根折裂。

（2）确认根尖部位

▶ 使用拔牙钳慢慢地、轻柔地拔牙，拔出后做根尖部位的确认。

▶ 虽然X线片上显示根管充填致密，但是确认后发现根尖存在没有封闭的部分（图8-3）。

（3）牙齿的夹持

▶ 移植术中需要使用湿润的生理盐水纱布包裹供牙牙根以便于夹持。但是，对于需要操作根尖部位的再植牙，纱布要包裹在根尖以外的部位。口外操作时间尽量控制在10分钟内。

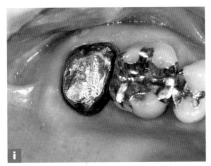
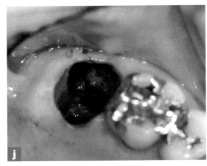
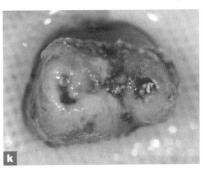
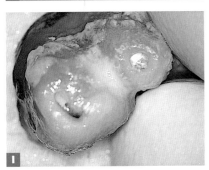
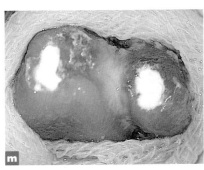
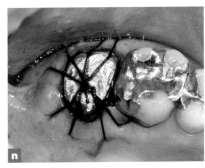

＜参考病例＞
根管治疗预后不良进行
意向再植的病例

视频2

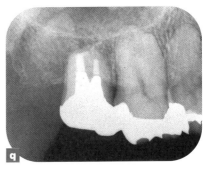

图8-3i～o 拆除冠后拔牙，清理根尖部位。发现根尖部位根管充填不致密，存在空隙，这是术前X线片未能确认的。使用MTA糊剂进行根管倒充填后植回拔牙窝

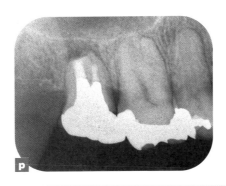

图8-3p，q p：安装最终修复体时；q：再植后1年8个月的状态。预后良好

【Q1】怎么应对预计拔牙困难的情况？

▶ 对于牙根弯曲、牙根肥大、多根管等预计拔牙困难的病例，由于拔牙时断根的风险较高，所以不建议再植治疗。

▶ 对于不适合根尖切除术的、常规根管治疗预后不良的牙齿，应该进行再植，但最好征求患者同意后再拔牙。

▶ 为了使拔牙变得容易，再植术前可以施加旋转的力。而自体牙移植前则不要施加旋转的力，否则可能发生骨粘连，必须要考虑拔牙的安全。再植前需要在口外完成根管倒充填。为了使牙根可以无阻力植入，需要去除少量牙槽骨，如P80的Q3所述（图8-4a～n）。

病例8-2：牙根分叉大的意向再植病例（41岁，女性）

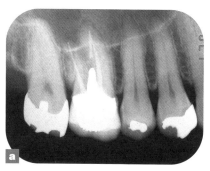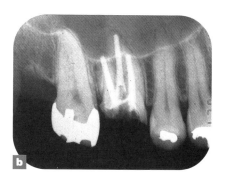

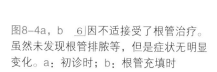
图8-4a，b 6因不适接受了根管治疗。虽然未发现根管排脓等，但是症状无明显变化。a：初诊时；b：根管充填时

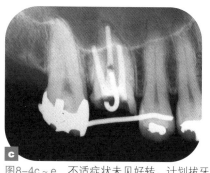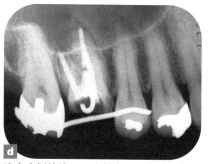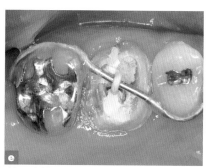

图8-4c～e 不适症状未见好转，计划拔牙。这个病例的拔牙风险很高，但是为了做意向再植，术前对再植牙施加矫治力

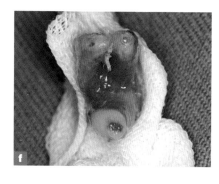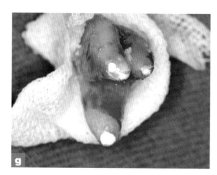

图8-4f，g 切除并搔刮根尖，使用Superbond®进行根管倒充填（当时没有使用MTA糊剂）。根尖部的牙周膜似乎有剥离

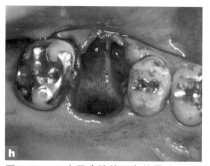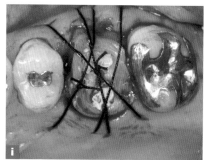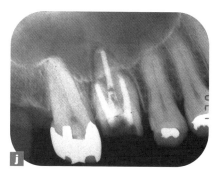

图8-4h～j 少量磨除拔牙窝的骨壁后使患牙无阻力地植入

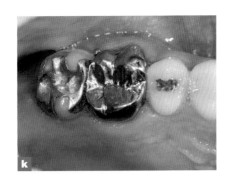
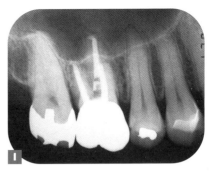

图8-4k，l　不适感消除后安装修复体

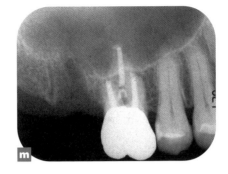
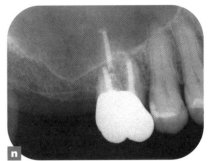

图8-4m，n　m：间隔5年后来院复查，期间在其他医院拔除了 7|；n：又过了10年 7|仍然缺失，6|的根尖部位似有牙根吸收，但是可以正常行使功能

3. 切除根尖部

▶用湿纱布包裹牙冠，切除根尖部位。

▶根尖切除与根管倒充填的方法要以口内操作的要求为标准，在无出血视野的口外条件下进行，处理会更方便、可靠。

（1）切除范围

▶考虑侧支根管的分布，根尖切除的范围是3mm（图8-5），但也不是每颗牙齿都要切除3mm，笔者认为要

结合牙根的原有长度与根尖部牙周膜状态进行处理。

▶总之，意向再植可以直观判断牙周膜是否存在病变，如果可以确认距离根尖3mm以内的牙周膜是健康的，就没有必要切除3mm。这点也是意向再植比根尖切除术更有优势的地方。

▶本例切除根尖2mm左右后去除一部分牙胶尖（深度2~3mm），使用MTA糊剂封闭根尖部位。

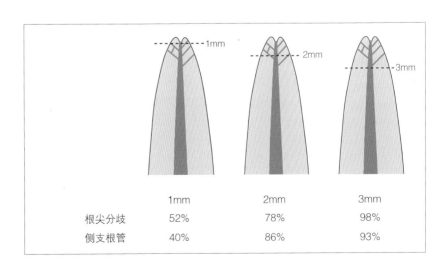

	1mm	2mm	3mm
根尖分歧	52%	78%	98%
侧支根管	40%	86%	93%

图8-5　根尖切除

4. 根管倒充填

（1）充填材料
▶根管倒充填材料有很多，根据生物相容性、封闭性及安全性等，目前推荐使用MTA糊剂。

（2）搔刮拔牙窝
▶搔刮拔牙窝内的肉芽组织。与同期移植相同，保留拔牙窝内残存的牙周膜会获得更好的结果。但是，临床上难以区别肉芽组织与残存牙周膜，所以笔者还是建议充分地搔刮肉芽组织。

【Q2】折裂部位及根尖部使用Superbond®与MTA糊剂的区别是什么？

（1）根管倒充填
▶根管倒充填曾经历过使用银汞材料的时代，随着材料发展，医生也会希望使用更好的充填材料。笔者经常使用Superbond®进行根管倒充填并获得良好的临床效果，但是为了实现更好的临床效果，决定使用MTA糊剂。
▶现在MTA糊剂已经成为封闭根尖及穿孔部位等的首选材料。

（2）折裂部位的修复与封闭
▶与生物相容性相比，在修复与封闭折裂部位时要优先考虑材料的粘接性，现在常规使用的是Superbond®。
▶理想的处置是折裂线内层使用Superbond®获得良好粘接性，外部使用MTA糊剂获得良好生物相容性。但是，这样处置后粘接面减小、口外操作时间延长、牙周膜损伤的可能性增加，所以实际上无法做到。

---

5. 再植
▶再植时不要将牙根挤压入拔牙窝。
▶不要吸走拔牙窝内积存的凝血块，保留并直接再植。
▶需要外科延长时，笔者为了使拔牙窝变浅，会在拔牙窝内插入骨胶原（TERUPLUG®）后进行再植。并且使用缝线固定。

【Q3】再植时如果不能顺利就位怎么办？
▶再植是将牙齿暂时从牙槽窝内拔出后再植回原处的治疗，常规不存在无法植回的问题。但是，对于牙根肥大及弯曲等类型的牙齿拔牙时就比较困难的情况，如果勉强植回，会导致牙周膜损伤，影响预后。
▶对于拔牙不顺利的情况，必须解除阻力后进行再植。
▶此时，需要去除少量牙槽骨而不能磨削牙根。与自体牙移植相同，拔牙窝内部可以稍大一点，去除牙槽骨的量以牙根可以无阻力植入为止（图8-6a～p）。

---

6. 固定

（1）缝合与固定时间
▶因为坚强固定容易造成骨粘连，所以原则上对再植牙仅用缝合固定即可。意向再植的牙槽窝本来就与牙根形态一致，因此多数情况下没有必要像自体牙移植那样固定。对于不稳定的情况，可以利用邻牙固定。
▶多数情况下再植牙的固定时间比自体牙移植短。经过2周左右缝线也会松弛，此时如果没有明显松动，就可以拆除缝线解除固定。

（2）刷牙与进食
▶告知患者禁止刷洗患牙，进食时避免使用患牙。

病例8-3：根管充填未达根尖的C型根牙的意向再植病例（55岁，男性）

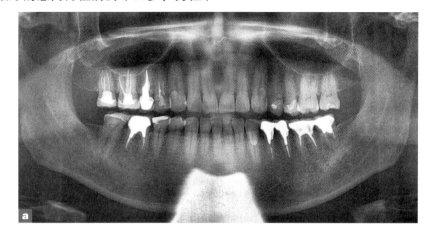

图8-6a　初诊时的口腔全景片。主诉左侧下颌后牙疼痛

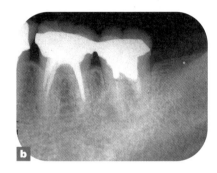
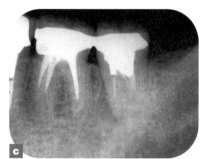

图8-6b，c　b：初诊时；c：距离初诊5年后，与初诊时相比⎿7 近中根根尖部位的阴影变大

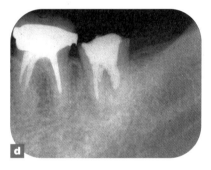
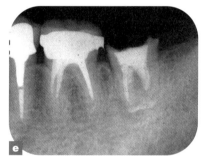

图8-6d，e　虽然进行了根管治疗，但是根管填充未达到根尖，症状也没有消退，于是进行意向再植。d：根管充填时；e：意向再植后

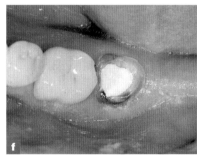
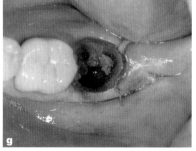

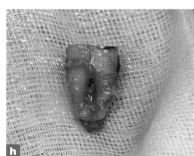
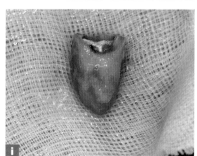

图8-6f~i　f：术前；g：拔牙窝，可见牙槽骨突起；h，i：拔牙时状态，C型根，术前未施加扭力，拔出时有点阻力

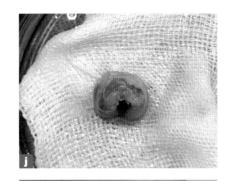
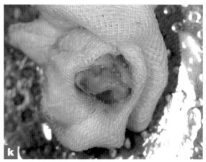
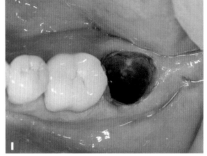
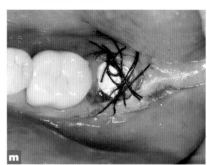

图8-6j～m　去除根尖后使用Superbond®进行根管倒充填。磨削突出的牙槽骨后进行无阻力再植

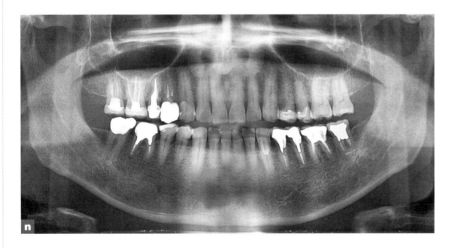
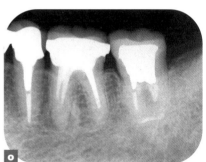
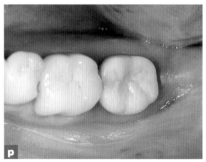

图8-6n～p　n：再植后9年，可以正常行使功能；o，p：术后9年6个月

7. 术后

▶再植后1周出现附着龈，2周形成牙周膜再附着。

▶术后3周检查松动度为1度，安装临时修复体。再观察2

个月后，安装最终修复体。1年8个月后保持稳定的状态（图8-3q）。

【Q4】是否可以第2次再植？

▶ 意向再植未必一定成功。笔者治疗前会常规告知患者"术中不顺利或术后愈合不良就可能拔牙"，然后在获得患者同意的情况下进行手术。对于患者期望值过高时，更要告知手术的预知性较低，有时需要尝试第2次再植。

▶ 第2次再植的最低条件是未发生骨粘连。一旦发生了骨粘连，不仅拔牙困难，而且由于牙周膜丧失，再植后失败的可能性大。此时要确定前期愈合状态后再进行处置。

▶ 另外，如果牙根周围出现较大范围的重度骨吸收，再植也很困难。因此，发现骨吸收后应尽早进行处置。

▶ 对于再次发生病变计划拔牙后种植的病例（图8-7），也不建议在病变早期就实施拔牙与种植。本病例中这颗牙已经保留了10多年，将种植时机大幅延迟，这样做才真正有意义。只有患者的期望与术者的治疗方案一致才能进行治疗。

病例8-4：1颗牙进行2次再植的病例（32岁，女性）

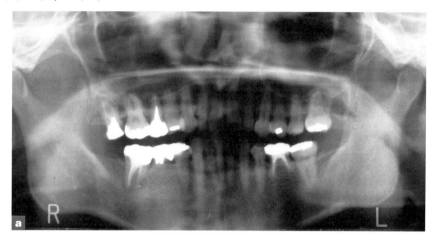

图8-7a　初诊时口腔全景片。7 5 先天缺失。E 残留，已松动

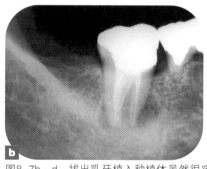
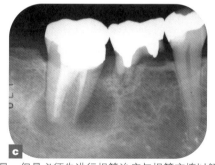
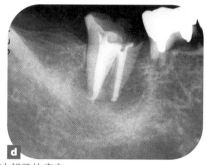

图8-7b～d　拔出乳牙植入种植体虽然很容易，但是必须先进行根管治疗与根管充填以解决邻牙的病变

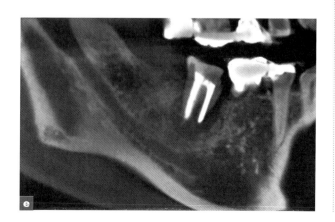

图8-7e　CT影像。根管充填半年后，骨吸收没有好转

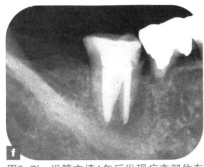

图8-7f　根管充填1年后发现病变部位有缩小的趋势

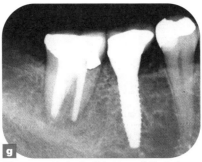

图8-7g　再过1年进行 5| 区种植治疗。2年8个月后无任何症状

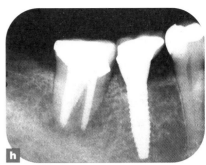

图8-7h　再过半年后发现 6| 根尖病变复发，因此决定意向再植

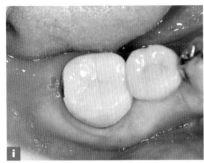

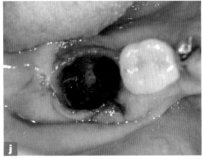

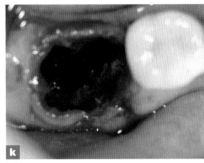

图8-7i~k　与病例8-3一样，为了不损伤牙周膜，在植入C型根形态的 6| 牙前磨除了牙槽中隔

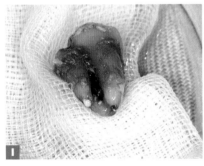

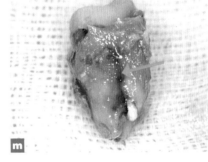

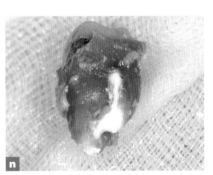

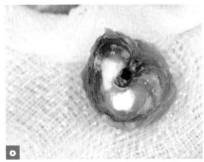

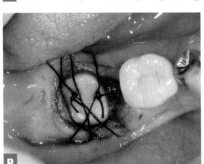

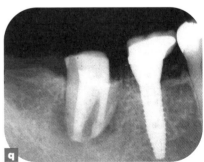

图8-7l~q　可见 6| 牙根分叉下方有污染。另外，还发现一条裂纹，因此使用Superbond®将裂纹与根尖部位一起封闭。l： 6| 牙拔除的状态；m：发现牙根处的裂纹（箭头所示）；n，o：使用Superbond®充填根尖与裂纹部位；p：再植后缝合固定；q：植入后的X线片

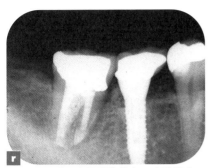

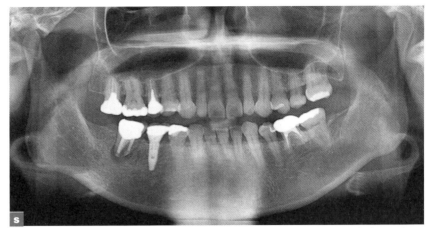

图8-7r 1年7个月后的状态，大致稳定

图8-7s 3年4个月后，根尖周再次出现阴影。根据患者的希望，决定再次进行再植

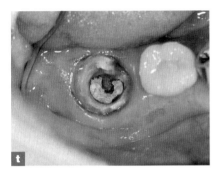

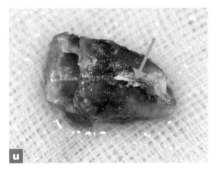

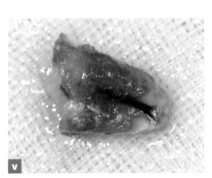

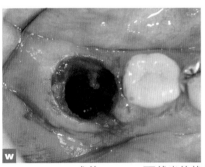

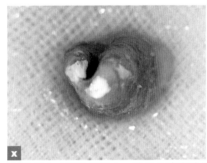

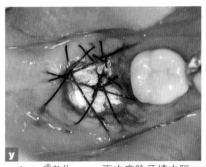

图8-7t～y t：术前。u，v：6̄拔出的状态。裂纹扩大（箭头所示），确认上次充填的Superbond®老化；w：再次磨除牙槽中隔；x：使用Superbond®再次充填封闭；y：再植后缝合固定

图8-7z 再次再植时（z_1）。2年4个月后（z_2），状态稳定，安装临时修复体，继续观察预后

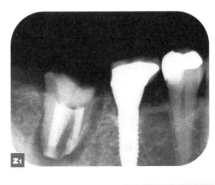

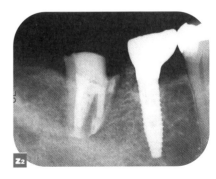

治疗实践②：前磨牙

1. 检查

▶ 多数下颌前磨牙区皮质骨较硬，而且还受到颏孔等解剖结构的限制，所以不适合根尖切除术。因此，常规根管治疗无效时多适合意向再植。

▶ 47岁女性患者来院主诉右侧下颌牙痛。在确定疼痛牙的根尖病变后，实施了根管治疗。因为根管充填未能达到根尖，所以疼痛没有改善（图8-8a，b）。因此，决定实施意向再植。

2. 拔牙

（1）有正畸牵引伸长的必要

▶ 如前所述，考虑到牙根周围牙槽骨较硬，拔牙时可能出现牙根折裂，所以建议先进行正畸牵引伸长（图8-8c，d）。

▶ 在5̄和4̄之间设置附件以防止拔牙时牙根折裂。如第一部分中所述，如果不会断根，就不需要这样的处置。

病例8-5：对难以实施根尖切除术的前磨牙进行意向再植的病例（47岁，女性）

图8-8a，b　a：右侧下颌后牙自发痛来医院就诊。5̄叩诊（＋），根管治疗时器械不能到达根尖；b：根管充填后的状态

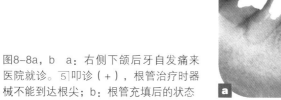
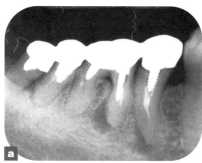
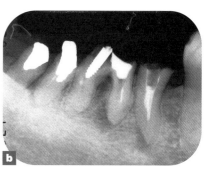

图8-8c，d　考虑到周围牙槽骨较硬，牙根弯曲，残留牙体组织脆弱，所以在术前进行正畸牵引伸长

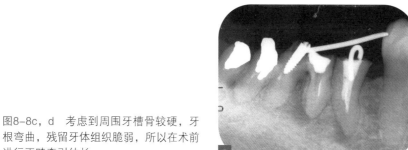
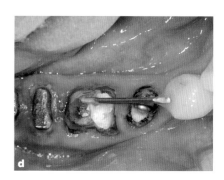

3. 根管倒充填

▶ 正畸牵引伸长后实施拔牙。去除根尖并搔刮拔牙窝，使用Superbond®进行根管倒充填（当时没有使用MTA糊剂）（图8-8e，f）。

4. 固定

▶ 用缝线做常规固定。考虑到反复来院困难，所以使用Superbond®将再植牙与邻牙进行固定（图8-8g，h）。

▶ 5年后，患牙无特殊问题，预后良好（图8-8i，j）。

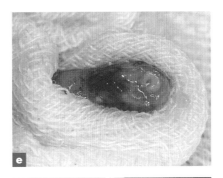 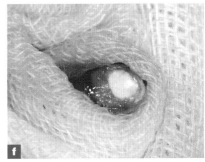

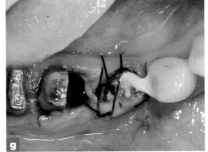 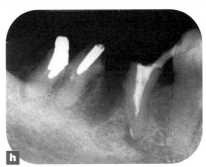

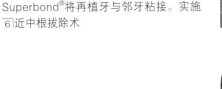

图8-8e~h　拔牙，使用Superbond®
进行根管倒充填。缝合固定后再用
Superbond®将再植牙与邻牙粘接。实施
6近中根拔除术

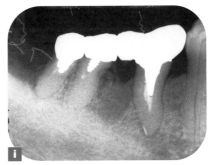 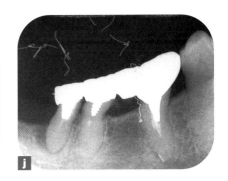

图8-8i，j　i：术后4个月。刚安装最终
修复体时；j：5年后。6重新制作了修复
体，预后良好。X线片显示的白线可能为
面部整形材料等

意向再植的临床成果

1. 意向再植的生存率

（1）意向再植与自体牙移植

▶表8-1列举了文献报告的意向再植临床成果。月星先生在1985—1997年进行了40颗牙齿意向再植，平均观察4.5年，结果生存率为95%。另外，月星先生还报告自体牙移植190颗，平均观察5.6年，结果生存率为90%。

▶下地先生对52颗再植牙齿平均观察了4年，生存率为100%。

▶笔者也真实感受到意向再植比自体牙移植的生存率高。虽然也有失败病例，但其原因主要是根尖病变的复发与替代性牙根吸收，以及后来发生的牙根折裂。

（2）意向再植（+根管倒充填）与根尖切除术（开窗）

▶意向再植（+根管倒充填）与根尖切除术（开窗）的比较结果如图8-9所示。如果仅仅着眼于根管倒充填的处置，意向再植几乎可以实现100%的成功率。但是，由于意向再植（+根管倒充填）涉及拔牙操作，术后可能

发生牙根吸收或牙根折裂。所以，成功率较根尖切除术略低。

▶对于复发的根尖病变，由于意向再植（+根管倒充填）可以在直视的状态下操作，其成功率较根尖切除术（开窗）更高。

（3）意向再植与牙根吸收

▶与自体牙移植相比，再植后患牙牙周膜与牙槽骨的距离较近，而且拔牙时发生牙周膜损伤的可能性较高，因此，再植牙容易发生牙根吸收。为了避免牙根吸收的发生，像第一部分介绍的那样在牙周膜与牙槽骨之间形成合适的距离，不要强行植入牙根以免压迫牙周膜。拔牙时容易造成牙周膜损伤的情况下，必须事先安装带环进行正畸牵引伸长，使拔牙简单化。

▶意向再植在口外操作时必须夹持牙根，小心操作防止损伤牙周膜。同时尽可能缩短操作时间。

表8-1　意向再植的长期预后

	观察时间（年）（平均）	患者年龄（岁）（平均）	牙齿数量（颗）	生存率（%）	牙周膜愈合率（%）	根尖部牙周组织愈合率（%）	良好的百分率（%）
Bielas等（1959）	1~6（3.3）	—	610	—	—	—	59
Deeb等（1965）*	5	—	55	—	44	—	—
Deeb等（1965）**	5	—	165	—	74	—	—
Emmertsen与 Andreasen（1966）	1~13（4.3）	14~58（30.1）	100	80	69	50	39
Grossman（1966）	2~11（5.6）	10~50（27.5）	45	80	—	—	62
Grossman（1980）	2~19（6.5）	—	—	—	77	—	—
Raasch（1984）	0.7（0.7）	11~53（27.0）	18	83	83	78	56

*使用银汞合金做根管倒充填。
**从牙冠进行的正向根管充填。
*引自月星光博. 自家歯牙移植 増補新版. 東京：クインテッセンス出版，2014。

（4）意向再植与牙根折裂

▶残留牙体组织越少，牙根折裂发生的概率越高。作为预防对策，应该优先考虑怎样使拔牙简单化，就像前面介绍的那样在拔牙前根据需要安装金属带环。

▶术中仔细观察牙根，检查是否存在微裂纹。

▶重建基牙时使用树脂核或纤维桩核等与牙体组织牢固粘接，术后控制口内所有的力是非常重要的。

根尖切除术（90%以上）

Christiansen等（2009）、Kim等（2008）、Tsesis等（2006）

意向再植术（80%~90%）

Grossman（1966）、Kingsbury等（1971）、Bender等（1993）、Cho等（2016）

图8-9　基于规范的根管外科手术治疗法的成功率

参考文献

[1] 倉富覚、. 0から見直す根尖病変 基本手技・難症例へのアプローチ 編. 東京：医歯薬出版，2017；111-142.

[2] 木ノ本喜史 他. 歯内療法成功への道 根尖病変 治癒へ向けた戦略を究める. 東京：ヒョーロン・パブリッシャーズ，2013；125-136.

[3] Setzer FC, Shah SB, Kohli MR, Karabucak B, Kim S. Outcome of endodontic surgery : a meta-analysis of the literature-part 1. Comparison of traditional root-end surgery and endodontic microsurgery. J Endod 2010 ; 36 : 1757-1765.

[4] Kratchman S. International replantation. Dent Clin North Am., 1997 ; 41 : 603-617.

[5] Kim S, Pecora G, Rubinstein RA. Color atlas of microsurgery in endodontics. Philadelphia : W.B. Saunders, 2001.

[6] Baek SH, Plenk H Jr, Kim S. Periapical tissue responses and cementum regeneration with amalgam, super EBA, and MTA as root-end filling materials. J Endod 2005 ; 31 : 444-449.

[7] 福西一浩，今里聡. 検証MTA：マテリアルと臨床テクニックのすべて. 東京：クインテッセンス出版，2018；105-116.

[8] Andreasen JO. The effect of splinting upon periodontal healing after replantation of permanent incisors in monkeys. Acta Odont Scand, 1975 ; 33 : 313-323.

[9] Penzarini SR, Okamoto R, Poi WR, Sonoda CK, Perrini D, da Silva PE, Marão HF, Sedlacek P. Histological and immunohistochemical analysis of the chronology of healing process after immediate tooth replantation in incisor rat teeth. Dent Traumatol 2012 ; 29 : 15-22.

[10] 月星光博. 自家歯牙移植 増補新版. 東京：クインテッセンス出版，2014；249-268.

[11] 下地勲. 歯の移植・再植 これから始めるために. 東京：医歯薬出版，2016；31-43.

[12] Andreasen JO. Atlas of replantation and transplantation of teeth. Philadelphia : W.B. Saunders, 1992.

[13] Bielas I, Fuchs M, Horbal B, Pankiewictz Z. Die Bewertung der Replantation der Zahne auf Grund von 1030 experimentellen Versuchseingriffen. Schweiz Monatsschr Zahnheilk 1959 ; 69 : 497-510.

[14] Deeb E, Prietto DP, McKenna RC. Reimplantation of luxated teeth in humans. J S Calif Dent Assoc 1965 ; 28 : 194-206.

[15] Emmertsen E, Andreasen JO. Replantation of extracted molars. A radiographic and histological study. Acta Odontol Scand 1966 ; 24 : 327-346.

[16] Grossman LI. Intentional replantation of teeth. J Am Dent Assoc 1966 ; 72 : 1111-1118.

[17] Grossman LI. Intentional replantation of teeth. In : Robinson PJ, Guernsey LH, eds. Clinical transplantation in dental specialities. St Louis : CV Mosby, 1980 ; 65-76.

[18] Raasch HG. Die Replantation von Pramolaren und Molaren. Eine klinische und rontgenologische Studie(Thesis). University of Munchen, 1984.

垂直性牙根折裂

保存牙齿是我们牙医最重要的任务之一，这一点毋庸置疑。然而，不得已拔牙的时候也很多。特别是在全科医生的日常临床工作中，龋病与牙周病治疗的频率最高，之后就是拔牙。本章对于垂直性牙根折裂牙的分类与处置方法进行了讲解，并且对过去判断需要拔除的牙通过粘接与再植来保留，下面介绍笔者自己处置的病例。

前言

根据日本8020财团报告，牙周病、龋坏及折裂是拔牙的三大原因（图9-1）。经过比较可以在图中看出，虽然牙周病占拔牙原因的第一位没有改变，但是折裂的比例在不断增加。Axelsson等报告

在他们维护的牙病患者中，30年后拔牙的最大原因也是牙根折裂，而且死髓牙较多。笔者的经验是如果进行恰当的处置，可以延长牙齿的寿命。

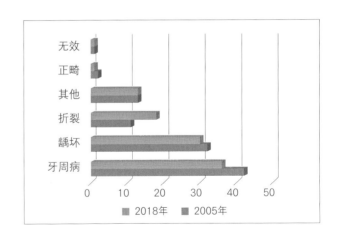

图9-1 拔牙的主要原因。
*引用并改编自安藤雄一ほか. 永久歯の抜歯原因調査報告書，2005, 2018. 8020推進財团。

垂直性牙根折裂的分类与处置方法

1. 牙根折裂的分类

▶参考美国牙髓病学专业协会（American Association of Endodontists，AAE）的分类（表9-1，图9-2），根据损伤程度将牙冠–牙根折裂分为"完全折裂"和"不完全折裂"2类，后者包括"裂纹仅限于牙釉质"与"裂纹到达牙本质"。其中"完全折裂"与"裂纹到达牙本质"是再植治疗的适应证。

▶图9-3为临床垂直性牙根折裂（Vertical Root Fracture，VRF）的几种类型。尽管进行了分类，但是根据折裂的位置（颊舌侧）、折裂的宽度与长度、有无溢脓等，即使是相同的折裂，临床上处置方法也各有不同（图9-4）。

表9-1 AAE牙根折裂分类

①牙釉质裂纹（Craze Lines）：折裂线仅限于牙釉质（图9-2a中A）。
②牙尖折裂（Fractured Cusp）：牙尖到龈缘下的折裂（图9-2a中A和B）。
③折裂牙（Cracked Tooth）：牙冠到牙根的折裂（图9-2a中A和B）。
④裂开牙（Split Tooth）：牙冠到牙根完全裂开（图9-2b中C）。
⑤垂直性牙根折裂（Vertical Root Fracture）：牙根的折裂（图9-2c）。

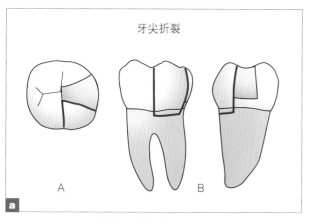

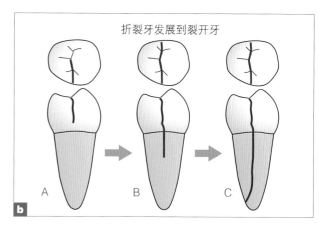

图9-2a～c　AAE分类（牙根折裂分类）。a：牙冠折裂；b：牙冠-牙根折裂；c：垂直性牙根折裂

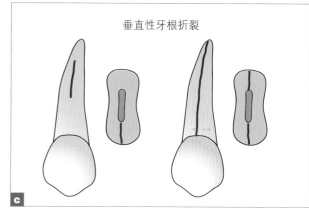

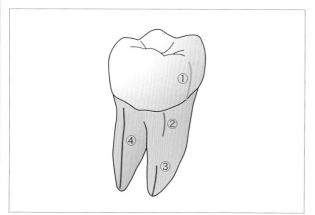

图9-3　垂直性牙根折裂
①——牙冠折裂。
②——根管性牙根折裂。
③——根尖性牙根折裂。
④——垂直性完全牙根折裂。

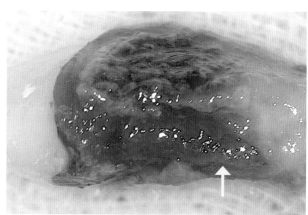

图9-4　显微镜下确认的牙根折裂线（箭头所示）

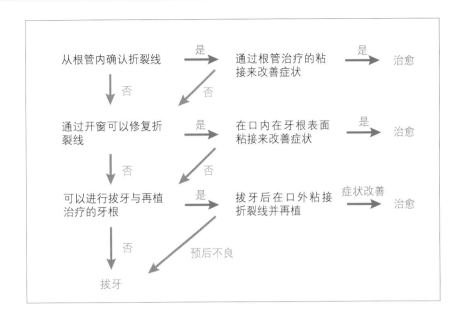

图9-5 垂直性牙根折裂的处置流程

2. 处置流程

▶图9-5垂直性牙根折裂的处置流程。

（1）通过根管治疗进行粘接

▶如果可以根管治疗，原则上首先尝试通过根管治疗进行粘接与封闭。

▶从根管内治疗（粘接）的方法属于微创治疗，是最好的处置方法。

（2）开窗修复折裂线

▶接下来的方法是通过开窗手术修复折裂部位。

▶即使发现牙根折裂的病例，也未必需要行再植术。如果可以翻瓣直接确认折裂线并进行修复，就可以不进行拔牙再植。

▶发现折裂线位于颊侧，而且可能未达到根尖的情况（图9-6a～j）。

（3）拔牙后在口外粘接折裂部位并再植

▶开窗手术不能处置的折裂可以拔出患牙在口外进行粘接，然后行再植术。

▶对于修复体不能拆除或虽然进行根管治疗，但是出血或溢脓不止，折裂缝隙变大及术前不能进行根管充填的情况，就要在口外进行根管充填。

病例9-1：牙根折裂（不拔牙在口内修复；58岁，男性）

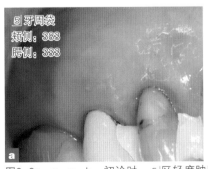
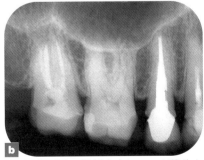
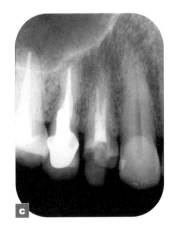

图9-6a～c a，b：初诊时。⑤区轻度肿胀。牙周袋测量：颊侧中央8mm。X线片上未发现异常；c：8年后考虑颊侧折裂的可能性较大，于是尝试修复折裂线

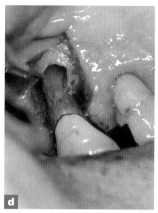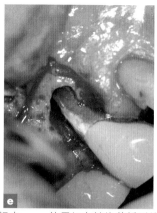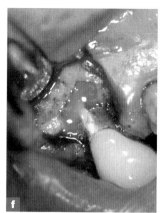

图9-6d~f　d：颊侧翻瓣，折裂线未达颊侧根尖；e：使用细车针修整折裂线，使用Superbond®修复；f：在骨缺损部位涂布Emdogain®

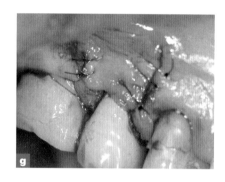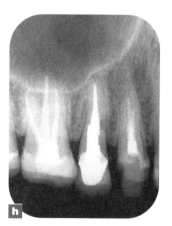

图9-6g，h　术后。此次处置没有拆除修复体

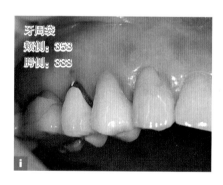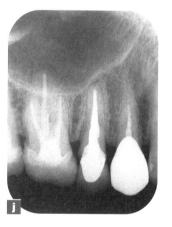

图9-6i，j　术后5年。虽然出现轻度牙龈退缩，但是牙片上未发现折裂部位的影像学改变

【Q1】粘接部分的附着呈什么状态？

▶众所周知Superbond®不仅有粘接力，还有较高的生物相容性，而且不易引起炎症。它是当今牙根折裂修复最适合的材料。

▶即使生物相容性良好，粘接部位也未必能形成正常的牙周组织。在与Superbond®接触的部位，上皮组织比结缔组织更容易附着。但是，据报告粘接剂周围几乎未见炎性细胞。临床上如果处置恰当，多数情况下牙周袋会缩小，但是Superbond®接触部位与健康部位相比附着力较弱，那么减小涂布Superbond®的宽度就可能降低牙周袋的形成，而且还可以发生骨再生（图9-7a，b）。

病例9-2：43岁，女性

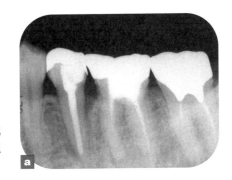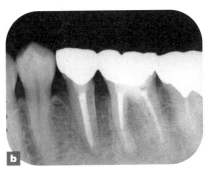

图9-7　a：⌐5牙根远中折裂。初诊时；b：在口外使用Superbond®修复折裂部位并再植后5个月。牙周袋减小，骨组织恢复

治疗实践①：部分折裂（根管性牙根折裂）

1. 诊查

▶比较常见的牙根折裂病例。

▶折裂通常从牙冠开始出现。当折裂线位于近远中时会造成牙槽骨吸收，所以通过X线片可以判断具体情况。而使用X线片不能判断的牙根中央部位的折裂，需要参考探查结果（图9-8a，b），或者使用显微镜。

2. 根管治疗

▶再植前首先进行根管治疗。如果折裂线被污染，必须尽可能做好清洁，然后使用有粘接性的材料进行根管充填。

▶如果折裂部位出血不止，需要在再植术中于口外进行根管充填。

3. 拔牙

▶再植前需要为防止拔牙时牙根折裂做准备工作。如果在根管充填部位的上方牢固地充填复合树脂等，拔牙钳夹牙齿造成折裂的风险就会降低。

▶在牙冠部位设置附件，施加正畸牵引伸长的力或者施加

旋转的力都可以使拔牙变得容易（图9-8c~e）。

▶因为有时会出现2个以上的折裂部位，所以确认折裂线时不要疏忽牙根的所有部位。

4. 修整折裂线，涂布Superbond®

▶首先使用细车针或超声骨刀等修整折裂线。然后使用毛刷涂布Superbond®，注意要保持牙周膜湿润（图9-8f~h）。

▶在等待Superbond®固化的过程中，为了不让牙周膜干燥，需要用浸透生理盐水的纱布覆盖。

5. 固定

▶固化后迅速植入拔牙窝，注意Superbond®部分不要碰擦牙槽骨等。

▶用缝线固定。根据需要也可以连接邻牙固定（图9-8i，j）。

病例9-3：牙根折裂（拔牙后在口外修复，再植；53岁，女性）

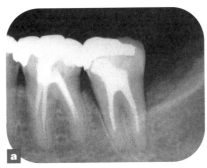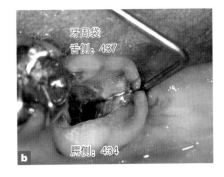

图9-8a，b　X线片上难以诊断的状态，但是在远中可以确认伴有较深牙周袋的折裂线

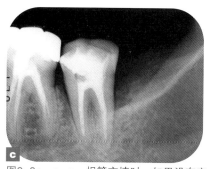
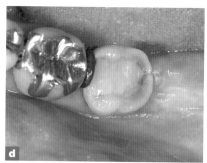
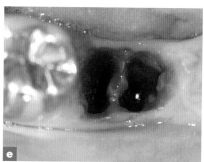

图9-8c~e　c：根管充填时。如果没有完全折裂，就先进行根管充填。d：为了安全地进行拔牙，术前在髓腔内部使用复合树脂充填并放置附件。e：拔牙窝状态

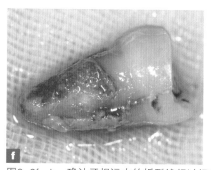
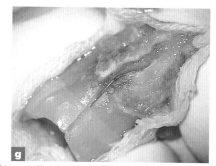
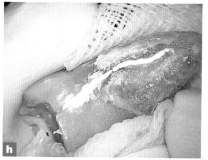

图9-8f~h　确认牙根远中的折裂线超过根长2/3。使用细车针沿折裂线轻轻地磨除牙体组织，然后在此部位涂布Superbond®

图9-8i，j　再植时。植入回原来位置时要特别注意不要损伤修复的部位。最好仅使用缝线固定，如果不稳定，再使用钢丝等固定于邻牙

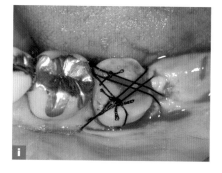
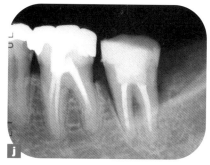

6. 术后

▶ 以意向再植为例。术后1~2周拆线，如果松动度仍超过1度，就要利用邻牙进行固定。一旦达到标准，立刻拆除固定（图9-8k）。

▶ 拆除固定后开始让患牙逐渐咬合咀嚼。

▶ 术后3个月咬合时无不适，X线片显示无异常，则可以使用最终修复体或复合树脂修复，继续观察预后（图9-8l~o）。

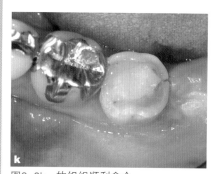
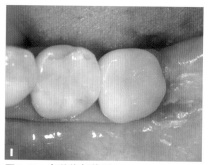
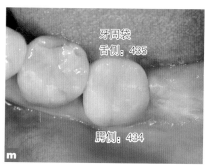

图9-8k　软组织顺利愈合

图9-8l　安装修复体时

图9-8m　再植后3年9个月

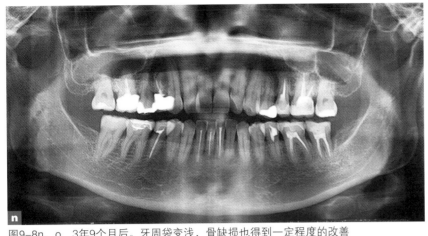

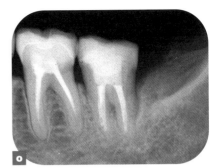

图9-8n，o　3年9个月后。牙周袋变浅，骨缺损也得到一定程度的改善

【Q2】粘接折裂部位时有哪些注意事项？（Superbond®的使用方法）

▶ 折裂部位的修复属于精细操作，最好使用放大镜或显微镜，以期提高预后效果。

▶ 首先为了形成可靠的粘接，注意妨碍粘接的影响因素（图9-9）。如果使用次氯酸钠，需要使用中和剂Accel液体（图9-10）。磨除折裂面的表层，露出新鲜的牙本质，然后使用"Superbond®"附的"10-3溶液（绿色）"进行酸蚀，再用生理盐水清洗，最终去除污染物质。操作时注意不要直接接触此部位。

▶ 接着准备单体与催化剂混合的活性液体，考虑到这种活性液体会引起组织炎症，所以操作时必须认真仔细，避免接触牙周膜。但是，活性液体与树脂粉末混和固化后的材料对组织几乎没有危害作用。也有报告陈述，浸没在血液中的固化相比在空气中开放状态下的固化更不会引起炎症。

▶ 综上所述，理想的操作顺序是调拌Superbond®，使用注射器注入以防止充填不足，然后浸没在血液中固化，待固化后进行研磨。然而，仅使用注射器注入充填非常困难，笔者还会使用毛笔堆积进行充填。另外，注意不要黏附到牙周膜上。

- 牙根表面污染
  （唾液、血液、渗出液、牙石等）
- 根管洗净剂
  （次氯酸钠、过氧化氢等）
- 根管封药
  （FC、氯酚等）
- 根管充填材料
  （牙胶、特别是丁香酚糊剂等）

图9-9　注意妨碍粘接的影响因素

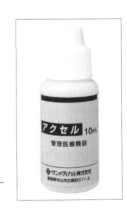

图9-10　Accel液体（SUNMEDICAL株式会社）

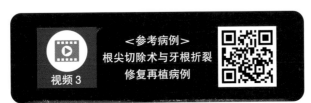

视频3　<参考病例> 根尖切除术与牙根折裂修复再植病例

【Q3】"自体牙移植"与"再植"的固定有区别吗？

▶ 第8章介绍了坚强固定容易造成骨粘连。

▶ 但是具体情况必须考虑牙根与牙槽骨之间的空间大小、牙周膜残留状况及年龄等。

▶ "意向再植"牙的牙根与拔牙窝一致，所以多数情况可以早期拆除固定。

▶ "折裂牙"粘接再植时必须确认牙周膜的损伤情况，如果损伤范围较大，加上多数为成年患者，再植后稳定需要更多时间。

治疗实践②：牙根完全垂直性裂开（Fracture）

1. 诊查

▶ 牙根完全裂开的治疗原则是拔牙。然而，如果条件具备，虽然不能保证可以长期使用，但是有时也可以实施粘接与再植。

▶ 图9-11a，b可能发生牙根折裂，有窦道，近中存在牙槽骨吸收与牙周袋。

▶ 拆除修复体后发现至少有2处折裂线（图9-11c，d）。曾有医生建议拔除后种植修复。患者在认真听取我们的介绍后表示"哪怕有一点点可能性，也想保留自己的牙齿"，因此决定尝试保留。

重点 牙根存在2处及以上折裂部位的粘接再植的适应证

· 牙根折裂部位未被污染。

· 牙根周围未发生较大的骨吸收。

· 折裂严重程度达不到必须拔牙。

· 折裂部位无间隙牢固地粘在一起。

· 存在可以固定的邻牙。

· 术后可以复诊。

· 患者表示强烈保留牙齿的愿望。

2. 拔牙

▶ 先在无出血或溢脓的折裂部位使用Superbond®进行根管充填（图9-11e，f）。

▶ 拔牙前不能给牙齿施加扭力，拔牙时使用牙周膜刀。本病例尽管使用Superbond®进行了根管充填，拔牙时还是裂成了两半（图9-11g，h）。

▶ 于是去除Superbond®，使用超声洁治器搔刮根管内与折裂部位，露出新鲜的牙体组织（图9-11i）。

病例9-4：拔出完全裂开的牙并在口外修复，再植（51岁，女性）

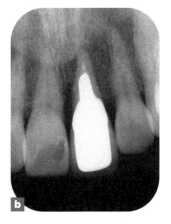

图9-11a，b　初诊时。有窦道，检查发现有的部位牙周袋较深。由于怀疑牙根折裂，所以建议拔牙后植入种植体

牙周袋
颊侧：525

腭侧：525

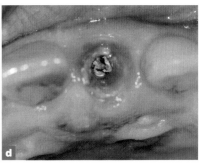

图9-11c，d　拆除修复体后发现近远中折裂线

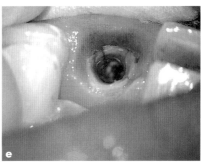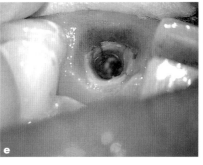

图9-11e，f　由于根管内无出血或渗出液，所以暂时用Superbond®进行根管充填。可见Superbond®从折裂部位溢出

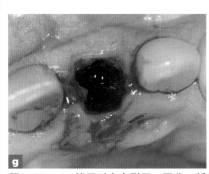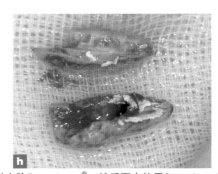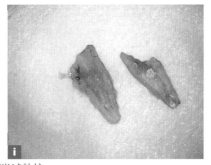

图9-11g～i　拔牙时完全裂开。因此，暂时去除Superbond®，然后再次使用Superbond®尝试粘接

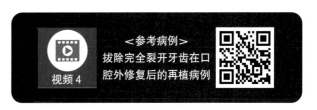

视频4　＜参考病例＞拔除完全裂开牙齿在口腔外修复后的再植病例

3. 粘接与固定

▶ 把调拌好的Superbond®注入根管内与折裂面，事先植入尺寸大小相匹配的纤维桩进行根管内固定。

▶ 修整临时冠的基底面，使用临时粘接剂安装临时冠，并用Superbond®与两侧邻牙粘接固定（图9-11j~m）。

4. 术后

▶ 术后2个月左右为了使牙齿稳固，于是拆除固定，追加树脂修整桩核，使用单独的临时冠观察预后（图9-11n，o）。

▶ 术后9个月，牙龈无炎症，X线片也显示稳定的趋势，于是安装最终修复体（图9-11p，q）。继续观察预后。

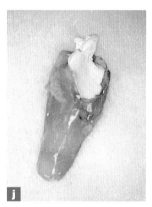
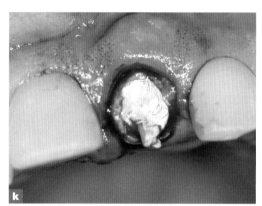
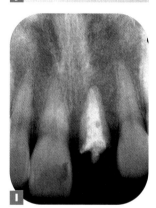
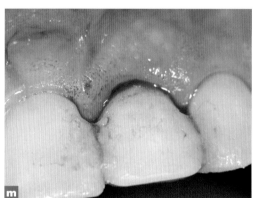

图9-11j~m　用Superbond®充满根管的同时植入纤维桩进行根管加固。调整临时冠，并用Superbond®固定于两侧邻牙

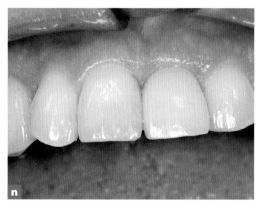
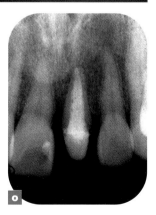

图9-11n，o　术后6个月。牙周组织稳定，安装临时冠，继续观察

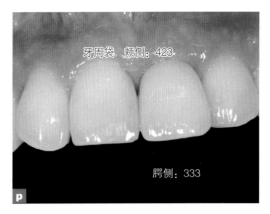
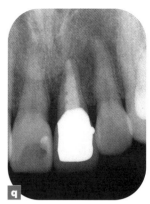

牙周袋 颊侧：423

腭侧：333

图9-11p，q 术后9个月。安装最终修复体。要求定期复诊观察预后

总结

本章介绍了死髓牙垂直性牙根折裂的处置方法。虽然对通常认为需要拔牙的病例提出了处置手段，但是必须长期观察预后，并且需要不断地改善手术方法与技巧。这样，今后就可能形成确定的治疗方法。

创造不发生牙根折裂的环境非常重要，即尽可能不要人为制造出牙根折裂可能性高的死髓牙。因此，从人年轻时就开始控制口内的龋坏和牙周病是非常重要的。

口腔治疗的目标之一是通过修复或根管治疗控制龋病以及通过维护控制牙周病来延长牙齿的寿命。这一点也适用于折裂牙。笔者认为虽然折裂牙的治疗缺乏文献依据，也不能说是有预知性的治疗，但不能认为是完全没有根据的"民间疗法"。作为患者，如果诊疗的口腔医生有保留牙齿的热情，就可以在恰当诊断的基础上对垂直性牙根折裂牙进行粘接与再植处置的有意义的尝试。

如果从事临床工作时间较长，就会感到治疗在相当的程度上是经验学。不同的医生有不同的方法与技巧，目的都是想提高疗效，其中有确定的治疗方法，也有不确定的。

拔牙后植入种植体的操作比垂直性牙根折裂牙的粘接与再植更为简单，盈利也更高。但是"医疗"本来就是治病救人。如果"拔除"了可以保留的牙齿，笔者就感觉不到"治疗"的意义。竭尽全力尽可能"保留牙齿，保留活髓牙"的口腔医生哪怕增加1人也是笔者的期望。

参考文献

[1] 8020推進財団：永久歯の抜歯原因調査報告書. 2005（https://www.8020zaidan.or.jp/pdf/jigyo/bassi.pdf）.

[2] 8020推進財団：第2回永久歯の抜歯牽引調査 2018（https://www.8020zaidan.or.jp/pdf/document-tooth-extraction-investigation-2nd.pdf）.

[3] Axelsson P, Nyström B, Lindhe J. The long-term effect of a plaque control program on tooth mortality, caries and periodontal disease in adults, Results after 10 years of maintenance. J Clin Periodontol 2004；31：749-757.

[4] American Association of Endodontics：Cracking the Cracked Tooth Code：Detection and Treatment of Various Longitudinal Tooth Fractures. 2008（https://www.aae.org/specialty/wp-content/uploads/sites/2/2017/07/ecfesum08.pdf）.

[5] 木ノ本喜史（編著）. 歯内療法成功への道 偶発症・難症例への対応 病態・メカニズムから考える予防と治療戦略. 東京：ヒョーロンパブリッシャーズ，2014；107-118.

[6] 平井友成. 破折歯への対応 天然歯保存への試み① 破折歯を保存するための取り組み. 日本歯科評論 2019；No.915 Vol.79（1）：115-124.

[7] 真坂信夫. i-TFC 根築1回法による歯根破折歯の診断と治療. 東京：医歯薬出版，2016；82-93.

[8] Yohsuke TAIRA, Yohji IMAI. Review of methyl methacrylate (MMA) / tributylborane (TBB)- initiated resin adhesive dentin. Dental Materials Journal 2014；33（3）：291-304.

[9] Nurrohman H, Nikaido T, Sadr A, Takagaki T, Waidyasekera K, Kitayama S, Ikeda M, Tagami J. Long-term regional bonds strength of three MMA-based adhesive resins simulated vertical root fracture. Dent Mater J 2011；30（5）：655-663.

[10] 二階堂徹，清村正弥（監著）. 完全攻略スーパーボンド® —接着の悩み側解決—. 東京：クインテッセンス出版，2018；42-51.

[11] Kazuhiko Hashimoto, Kenichi Matsuzaka, Ryo Kidokoro, Fumitaka Kobayashi, Shoichi Miyakoshi, Takashi Inoue. Histological evaluation of cell behavior in soft tissue around a 4-META/MMA-TBB resin cement applied to the bone tissue in rats. Journal of Oral and Maxillofacial Surgery, Medicine, and Pathology 27. 2015；729-732.

[12] 元木洋史，菅谷勉，川浪雅光. 垂直歯根破折の接着治療後に歯周組織に接するレジンの幅が上皮の根尖側移動に及ぼす影響. 日歯保存誌 2005；48（5）：733-742.

[13] 平井友成. After the Debut 自家歯牙移植の有用性を考える. the Quintessence 2020；39：2.

[14] 川村直人，菅谷勉，宮治浩史，川浪雅光. 4-META/MMA-TBB レジンの硬化条件が組織反応に及ぼす影響. 日歯保存誌 2003；46(6)：853-859.

[15] 菅谷勉, 加藤熙. 垂直歯根破折した歯根の接着による治療法, 第2報. 接着性レジンセメントで接着・再植した場合の組織学的研究. 日歯保存誌 1997；40：1453-1460.

[16] 州崎真希，菅谷勉，川浪雅光. 4-META/MMA-TBB レジンの硬化条件がレジン表面への骨形成に及ぼす影響. 北海道歯誌 2014；34 (2)：65-76.

[17] 二階堂徹，菅谷勉，海老原新. 垂直歯根破折歯を救え！いざという時使いたいサイエンス＆テクニック. 東京：クインテッセンス出版, 2013.

附录

推荐的工具与材料

推荐的工具与材料

这里介绍自体牙移植与再植使用的工具及材料等。

▌拔牙钳

为了防止损伤牙周膜，原则上使用拔牙钳拔牙。为了牢固夹持牙冠，拔牙钳的相应位置要加工成沟槽，或者用金刚砂涂层防滑。虽然应该根据不同部位选择合适的拔牙钳，但是考虑到成本与保管问题，具备1把有金刚砂涂层的拔牙钳就可以了。

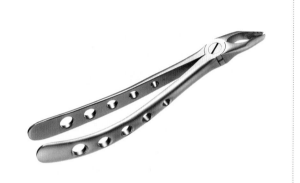

ROBA 拔牙钳 #35M 金刚砂
（株式会社MICROTECH）

▌牙齿保存液

常规使用生理盐水保存离体牙，但是操作时间较长的情况下使用专用保存液更好。另外，有数据表明使用保存液可以提高粘接强度，所以对折裂牙进行意向再植时建议使用牙齿保存液。

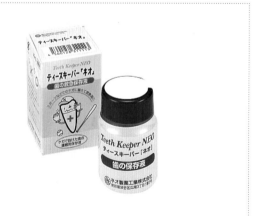

牙齿保存液（NEO）
（NEO制药工业株式会社）

▌预备受牙区牙槽窝的钻头

多数情况下可以使用金刚砂车针或球钻，也可以根据需要使用超声骨刀。预备根尖部位时，使用种植最终成型钻对测定预备深度非常方便。

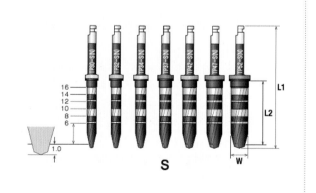

最终型钻 TP
（京瓷株式会社）

▌固定（钢丝）

　　如果邻牙与移植牙距离短，建议使用0.8mm钢丝，如果距离长建议使用1.0mm钢丝。如果担心脱落，可以根据牙冠弯制并使用卡环丝以增加粘接面积。

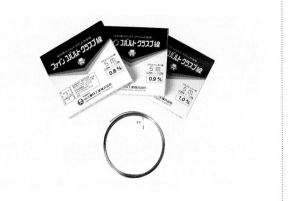

弯制卡环钢丝
（三八齿材工业株式会社）

▌固定（粘接剂）

　　使用Superbond®把卡环丝粘接到牙冠上。虽然类似Superbond®的商品有很多种，但笔者使用的是最可靠的固定商品。为了缩短操作时间，酸蚀时不用单体，而用快速单体与催化剂混合，通过毛笔堆积辅助卡环丝与牙面粘接。

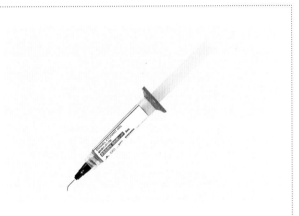

表面处理材料 高黏度红色
（SUNMEDICAL株式会社）

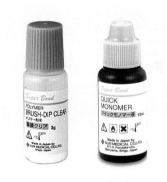

毛笔堆积处理树脂粉末（左图）
（SUNMEDICAL株式会社）
· 适合于正畸与松牙固定的毛笔堆积法专用透明树脂。
快速型单体液（右图）
（SUNMEDICAL株式会社）
· 可以缩短固化时间的快速型单体液。

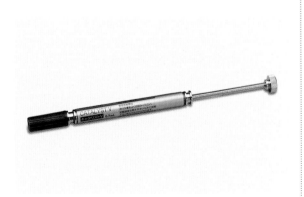

催化剂 V
（SUNMEDICAL株式会社）
· 以TBB为主要成分的聚合引发剂。由于单价较高，使用时需考虑治疗成本。

▌根管封药

　　根管封药原则上使用氢氧化钙。笔者虽然使用氢氧化钙粉末与精制水混合，但是如果复诊间隔时间长，那么使用成品Calcipex®或Vitapex®比较方便。由于这些产品容易残留在根管壁上，所以必须充分地进行根管冲洗。

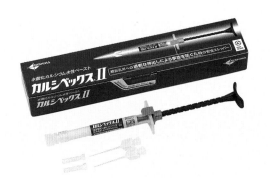

Calcipex® II
（日本齿科药品股份有限公司）
·氢氧化钙水性糊剂。

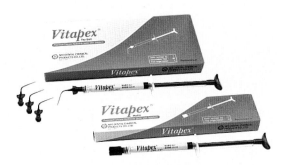

Vitapex®
（NEO制药工业株式会社）
·以氢氧化钙与碘仿为主要成分的糊剂。

▌根管充填材料

　　使用Superbond®SEALER可以对折裂牙进行牢固的根管内固定。使用这类材料时必须除去阻碍粘接因素的根管封药（FC及对氯苯酚等）与根管冲洗剂（次氯酸）。中和这些材料使用Accel®。

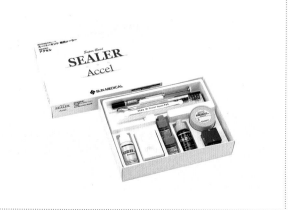

Superbond®根管充填SEALER/Accel®
（SUNMEDICAL株式会社）

▌MTA糊剂

　　用于根管倒充填和穿孔封闭（适应证外使用必须要说明）。虽然有许多种品牌，但是笔者多使用以下4种。超级MTA糊剂（Super MTA Paste）附带有注射器，对于比较难的调拌操作术者也会感到很容易。但是由于成形较为困难，所以大范围充填时使用其他3种糊剂。

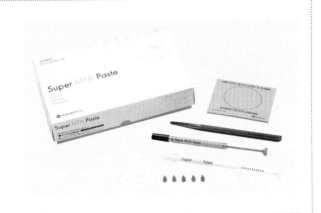

超级MTA糊剂（Super MTA Paste）
（SUNMEDICAL株式会社）

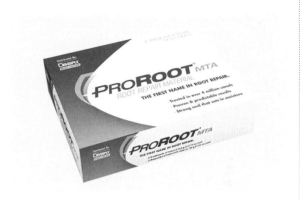

PROROOT® MTA
（登士柏西诺德）
· 适合代替氢氧化钙直接盖髓的粘接剂。

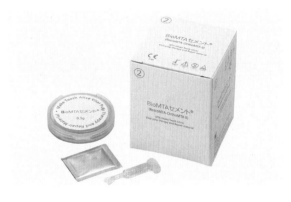

BioMTA粘接剂
（株式会社森田）
· 以碳酸钙为主要成分的生物陶瓷材料。

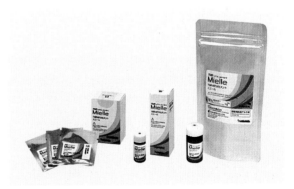

TMR-MTA粘接剂 Mielle
（YAMAKIN株式会社）
· 与不含铋的水易于亲和且操作性能好的MTA粘接剂。

▌MTA糊剂充填器

用于MTA糊剂充填。充填器为注射器形状，使用方便。注射器中的粘接剂一旦固化就会堵塞，使用后必须迅速清理干净。

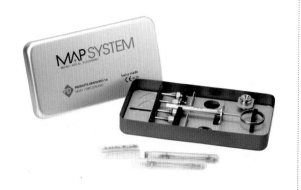

MAP SYSTEM JP–Kit 2
（株式会社MICROTECH）

▌修整折裂线

使用超声波器械沿折裂线修整折裂部位要做得精细、可靠，笔者常常使用5倍速度的转速及微创型金刚砂车针进行修整。修整同时注入生理盐水。微创车针有多种品牌，以下车针可以长时间使用而不折断。几乎所有的病例都使用直径0.5mm的车针。

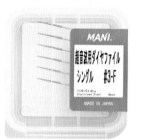 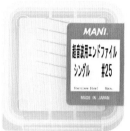

超声振荡用金刚砂锉/根管锉
（MANI株式会社）

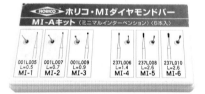

HORIKO金刚砂球钻 FG 微创–A 套装
（株式会社茂久田商会）
· 去除及修整复合树脂时使用球形及梨形套装钻更为容易。

▌移植基本套装（同期移植）

这是移植必须准备的器械，常规由第二助手做术前准备。准备的器械要尽可能简单，术后收拾也较容易。其他必需的还有超声骨刀、种植钻头及固定用钢丝与Superbond®。长期缺牙部位的移植还必须准备牙片、刀柄及剥离器等。

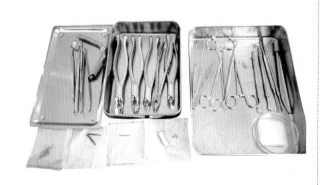

▌折裂部位粘接封闭

　　折裂部位经过修整后必须迅速粘接。为了实现良好的生物相容性与稳定的粘接力，最适合使用Superbond®。酸蚀折裂部位并清洁后使用非常细的毛笔充填不透射线的Superbond®。如果操作熟练，调拌完混合粉末后使用微型注射器充填更好，但是必须注意不要流到折裂线以外的部位。

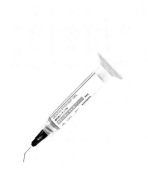

表面处理材料，高黏度绿色
（SUNMEDICAL株式会社）

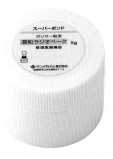

树脂粉末混合不透射线材料
（SUNMEDICAL株式会社）
·由于具备X线显影性，所以易于术后检查。

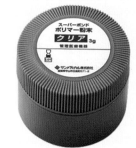
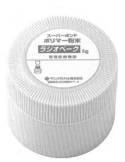

纯树脂粉末（左图）
树脂粉末混合不透射线材料（右图）
（SUNMEDICAL株式会社）
·由于具备X线显影性，所以易于术后检查。但是操作性有差别。

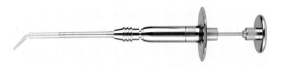

Superbond®用微型注射器
（SUNMEDICAL株式会社）
·对于折裂部位的治疗和修复体（桩核等）的安装都很实用。

放大镜/显微镜

　　用于检查牙根状况，也是确认牙周膜附着状态与折裂线不可缺少的工具。

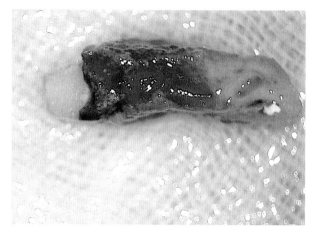

▶ 虽然可以增减光的强度，但是倍数较低情况下确认折裂线较为困难。

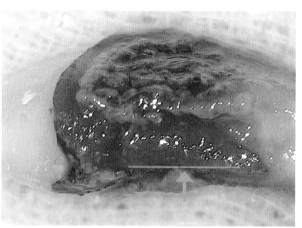

▶ 高倍数可以准确辨认折裂线（箭头所示）

参考文献

[1] 二階堂徹, 菅谷勉, 海老原新. 垂直歯根破折歯を救え！いざという時使いたいサイエンス＆テクニック. 東京：クインテッセンス出版, 2013；75-91.

■ 作者简介

略歴	1965年　東京都世田谷区に生まれる 1984年　福岡県立小倉高等学校卒業 1991年　九州大学歯学部卒業 　　　　九州大学歯学部付属病院第2補綴科勤務 1996年　水上歯科クリニック勤務 1999年　平井歯科クリニック(福岡市)開業 2002年　日本歯周病学会専門医取得 2009年　歯学博士(日本大学) 2010年　日本歯周病学会指導医取得 2012年　日本口腔インプラント学会専門医取得
所属	日本歯周病学会会員，歯周病専門医・指導医 日本口腔インプラント学会会員，専門医 日本補綴歯科学会会員 日本顎咬合学会会員，認定医 日本臨床歯周病学会会員，認定医 日本臨床歯科補綴学会会員 ICOI 米国インプラント認定医 九州臨床再生歯科研究会 元会長 日本審美歯科協会 会員 近未来オステオインプラント学会会員，専門医 Er:YAG レーザー臨床研究会 Japan United Colleagues(JUC)会員 スタディーグループ U-39 アドバイザー スタディーグループ FPK 主宰

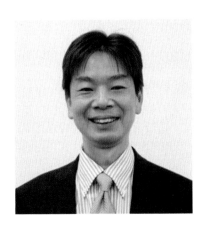

平井 友成
HIRAI Tomonari

著書・論文

- 「歯牙挺出の分類およびその使い分け」(歯界展望 Vol.106 No.4 2005.10 医歯薬出版)
- 「開業医としての総合力向上を目指して」(日本歯科評論 No.756 Vol.66(1) 2006.1 ヒョーロンパブリッシャーズ)
- 「前歯部充填の実際」(補綴臨床 Vol.39 No.4 2006 医歯薬出版)
- 「自家歯牙移植を併用したインプラント治療の一症例」(the Quintessence Vol.29 No.2 2010.2 クインテッセンス出版)
- 共著「小外科・抜歯での CBCT の使いどころ」(the Quintessence Vol.29 No.9 2010.9 クインテッセンス出版)
- 共著「生物学的幅径とどう向き合うか?」文献から生物学的幅径を整理する(歯界展望 Vol.117 No.1 2011.1 医歯薬出版)
- 共著「インプラント歯科における骨再生誘導法の20年」(クインテッセンス出版 2012)
- 共著「もう迷わない根分岐部病変」(ヒョーロンパブリッシャーズ 2013)
- 「その根拠はなんだ?歯牙移植&インプラントの共存が当たり前の時代　ケースに応じた対応こそが患者満足につながる」(the Quintessence Vol.32 No.4 2013.4 クインテッセンス出版)
- 共著「基礎から臨床がわかる再生歯科」(クインテッセンス出版 2013)
- 「天然歯を守る」複数の難治性根尖病変に対し，異なるアプローチで病変を改善した一症例(歯界展望 Vol.122 No.5 2013.11 医歯薬出版)
- 「治療計画"プラン B"の歯科臨床　その1　治療計画の変更を行った歯周病患者の一症例」(the Quintessence Vol.34 No.10 2015.10 クインテッセンス出版)
- 共著「歯内療法は変わったのか?―ベーシックからの見直し―　根管形態・根尖解剖の視点から考える，歯内療法―変わらないもの」(歯界展望 Vol.126 No.5～ Vol.126 No.6 2015-11～12 医歯薬出版)
- 共著「低侵襲な歯周治療を実現するための秘訣」 Part 1　歯周外科を適用すべきかのチェックポイント(日本歯科評論 No.888 Vol.76(10) 2016.10 ヒョーロンパブリッシャーズ)
- 共著「その病変(ポケット)は本当にペリオ?歯科衛生士が知っておきたいエンド・ペリオ病変」(歯科衛生士 June 2018 Vol.42 29-45 クインテッセンス出版)
- 共著「状態の異なる感染根管に対する根尖封鎖のアプローチ」(DENTAL DIAMOND　2018 Jul Vol.43 No.635 88-95 デンタルダイヤモンド社)
- 「破折歯への対応 天然歯保存への試み①　破折歯を保存するための取り組み」(日本歯科評論 2019 No.915 Vol.79(1) 2019.1 ヒョーロンパブリッシャーズ)
- After the Debut 自家歯牙移植の有用性を考える　天然歯を活かした治療を目指して」(the Quintessence Vol.39 No.2 2020.2 クインテッセンス出版)
- 共著「歯科臨床の知恵と技」(医歯薬出版 2021)

译者简介

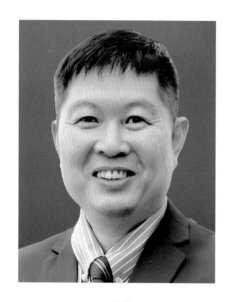

汤学华
Tang Xuehua

主任医师、博士，南京久雅口腔院长，牙科技术大师讲堂™特约讲师

· 1996年6月毕业于中国人民解放军空军军医大学

· 1996年7月至2016年12月工作于南京军区南京总医院口腔科

· 2001年9月至2002年9月日本ILO协会研修生

· 2005年9月至2007年12月南京大学医学院硕士研究生

· 2008年4月至2012年3月日本大阪大学齿学研究科博士研究生

· 2015年1月南方医科大学硕士研究生导师

· 2017年7月成立南京秦淮久雅口腔诊所

· 2019年8月成立南京久雅口腔医疗管理公司

从事口腔修复、牙齿美学修复、咬合诊断与治疗、颞下颌关节病诊断与治疗等工作。迄今，在国内外发表论文20余篇，其中被《Journal of Dentistry》等国际知名期刊收录SCI论文7篇，翻译专著《口腔种植咬合技术》《自体牙移植与再植》《日常临床实用咬合技术》《口腔修复治疗必备咬合基础知识》《天然牙形态学（基础篇）》《天然牙形态学（进阶篇）》《片冈繁夫牙齿形态学》《舒适性全口义齿修复学》《临床功能咬合学：基于咬合7要素的临床咬合学》。主要进行咬合学、牙齿美学、修复与种植材料等方面的研究。

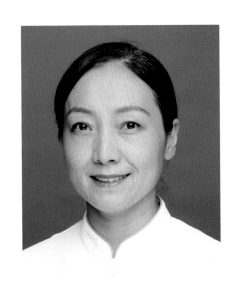

侯锐
Hou Rui

中国人民解放军空军军医大学第三附属医院（第四军医大学口腔医院）副主任医师，副教授，硕士研究生导师

· 1999年7月毕业于中国人民解放军空军军医大学

· 2004年6月获得口腔临床医学博士学位

· 2012年获批中国人民解放军空军军医大学硕士研究生导师

专业特长：自体牙移植、头面部疼痛的中西医综合诊治。以第一和通讯作者身份发表中英文学术论文80余篇，主编、主译专著3部。主持各类别基金、课题14项。以第一完成人身份获批实用新型和外观设计专利8项。率先在国内开展规范化自体牙移植，已完成病例数量1200例。从2013年起连续11次主办学会或省级继续医学教育项目，培养学员超过300名。以通讯作者身份代表中华口腔医学会牙及牙槽外科专业委员会于2020年在《中国口腔颌面外科杂志》上发表了《自体牙移植术规范化操作流程中国专家共识》。

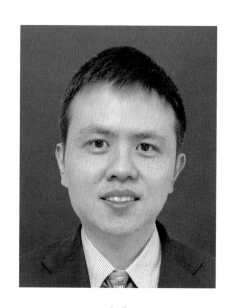

1982年1月8日出生于江苏常州

2004年毕业于南京航空航天大学材料科学与技术学院之后赴日本工作

2014年4月毕业于日本大阪大学齿学部，取得口腔医学学士学位，DDS

2014年4月至2016年3月就职于日本滋贺县彦根市立医院口腔外科

2016年4月入职日本兵库县西宫市的小田齿科

2023年3月就任日本大阪市中央区谷町齿科医院管理院长

朱晔
Zhu Ye